Dr PRUNELLE

RAPPORT INÉDIT

SUR

LA SOURCE LUCAS

ANNOTÉ

Par le Dr Zénon PUPIER

Médecin consultant aux Eaux de Vichy.

AVEC LE PORTRAIT DU Dr PRUNELLE

PARIS

G. MASSON, ÉDITEUR

LIBRAIRE DE L'ACADÉMIE DE MÉDECINE

17, PLACE DE L'ÉCOLE-DE-MÉDECINE, 17

1873

RAPPORT

SUR

LA SOURCE LUCAS

CLICHY. — Imp. Paul Dupont, 12, rue du Bac-d'Asnières,

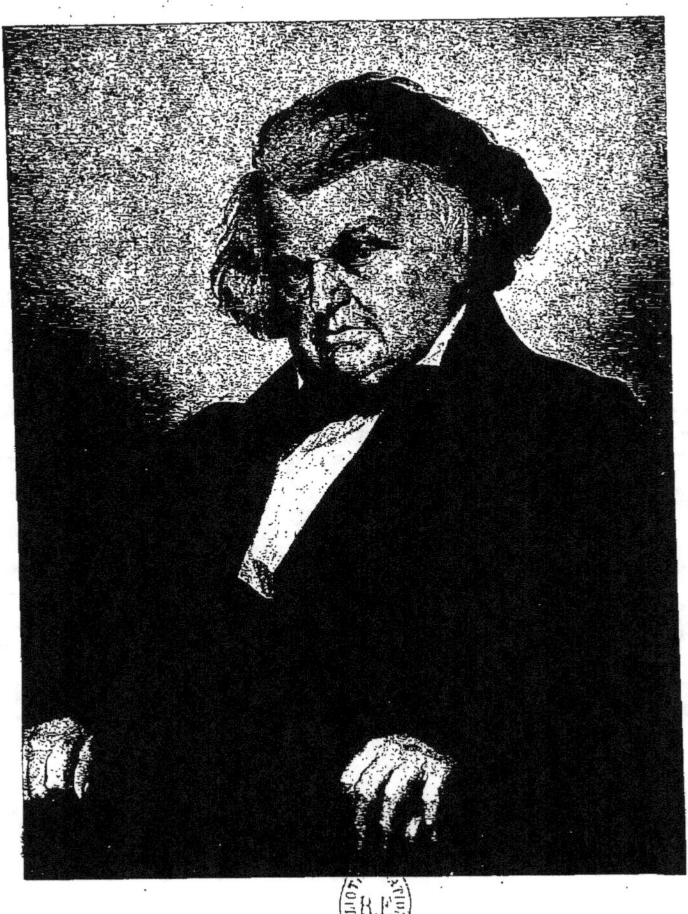

Dᴿ PRUNELLE

RAPPORT INÉDIT

SUR

LA SOURCE LUCAS

ANNOTÉ

Par le Dʳ Zénon PUPIER

Médecin consultant aux Eaux de Vichy.

AVEC LE PORTRAIT DU Dʳ PRUNELLE

PARIS

G. MASSON, ÉDITEUR

LIBRAIRIE DE L'ACADÉMIE DE MÉDECINE

17, PLACE DE L'ÉCOLE-DE-MÉDECINE

1873

Les stations hydro-minérales comptent dans leur histoire quelques individualités puissantes qui ont su manifester pendant une longue carrière leur supériorité intellectuelle. Les noms de Bordeu, intendant des eaux d'Aquitaine ; de Michel Bertrand, au Mont-Dore ; ceux de Lucas, de Prunelle, de Petit, à Vichy, etc., rappellent des personnalités remarquables.

Un caractère commun, l'autorité, rapproche ces natures séparées par le temps et la résidence professionnelle ; le titre d'inspecteur auprès des établissements distincts où s'exerçaient leurs fonctions a valu sans doute une grande notoriété à ces praticiens habiles, mais l'autorité en médecine s'acquiert et se maintient moins par des priviléges de situation que par de vastes facultés, l'esprit de généralisation et l'indépendance du caractère.

Prunelle conserve sa figure expressive dans cette galerie de portraits ; mais tandis que la plupart de ses collègues ont laissé des documents importants, lui n'a rien publié. Il semble que cette lacune dans une vie aussi active soit volontaire ; même dans cette hypothèse, on se prend à regretter qu'il n'y ait pas trace écrite de cette carrière féconde en intuition médicale, en observation et en conseils utiles.

Certes, ce n'est point le reproche qu'on peut adresser à la bibliographie hydrologique moderne ; plutôt que d'attendre la maturité de l'étude, de l'observation, elle produit à la hâte ces innombrables monographies dont le moindre défaut est le manque de contrôle et d'examen critique.

Il était peu vraisemblable qu'il n'existât des notes sur tant de sujets qui avaient absorbé la pensée de Prunelle ; ces notes existaient réellement, ce sont elles que nous avons recueillies.

Leur authenticité s'établit simplement : la vente de la maison Prunelle, au Vion, près la Tour-du-Pin, fit découvrir à son acquéreur de volumineux manuscrits ayant trait à la correspondance de Prunelle.

Un médecin distingué de l'hôtel-Dieu de Lyon, le Dr Jules Garin, reçut ce dépôt posthume. Personne mieux que l'ancien rédacteur en chef de la *Gazette médicale de Lyon* n'était à même de rendre cette publication attrayante. Il ne l'a pas entreprise, et a bien voulu nous confier les observations relatives à Vichy.

Après leur étude et le triage de tout ce qui n'a qu'un caractère purement administratif, nous avons pu suivre dans la rédaction de l'auteur un travail complet sur la source Lucas. Nous l'offrons au lecteur dans la plus scrupuleuse exactitude. Pourquoi le mettre au jour, puisqu'il remonte à une époque très-éloignée déjà, à 1847? Cette détermination nous est suggérée par nos propres regrets de n'avoir pu disposer antérieurement pour notre instruction d'une étude déjà faite sur une source importante de Vichy. D'ailleurs l'actualité de cette œuvre reste entière, car rien d'aussi spécial, d'aussi complet, n'a été écrit sur la source Lucas. Cette publication, en éveillant un sentiment de curiosité autour d'un mémoire inédit de Prunelle, fournira à chacun des aperçus intéressants et provoquera, nous l'espérons, l'esprit de recherche et de discussion.

Nous avons laissé à ce travail sa forme de rapport au ministre, et il n'échappera à personne

que cette mise en demeure de produire des conclusions motivées, à l'appui d'une demande de
crédit, honore autant le haut fonctionnaire de l'Etat
que le savant qui a eu à cœur d'y répondre (1).

(1) Voir, pour la vie et les travaux de Prunelle, la notice du
D`` Polton  (*Gazette médicale de Lyon*, n`` du 15 février 1855
et suivant); les discours prononcés sur sa tombe (même
journal, n` du 30 septembre 1853).

LA SOURCE LUCAS

La source qui porte aujourd'hui le nom de source Lucas est la réunion des griffons, autrefois distincts, des sources dites Lucas et des Acacias.

L'eau minérale s'emmagasine dans un vaste puits d'environ 6 mètres 80 de profondeur, émergeant au niveau du sol inférieur des aqueducs souterrains qui relient l'établissement thermal civil à l'hôpital militaire. Au-dessus de ce puits, une vaste cave voûtée sur laquelle est aménagée la petite place des Acacias et la buvette Lucas. Un kiosque en fer vitré a été installé sur la voûte, au centre d'un petit massif d'arbres verts.

Une pompe disposée de manière à ne produire sur l'eau minérale ni battage, ni évaporation du gaz, amène l'eau au robinet de la buvette, tandis que de l'établissement une autre pompe très-puissante aspire l'eau minérale pour le service des bains.

Le rendement de la source Lucas est très-variable ; en voici la raison : Les tentatives de captage des sources, par M. l'ingénieur en chef François, n'ont pas abouti à cause de l'abondance du gaz acide carbonique. Malgré toutes les précautions prises, les ouvriers ont été chassés de l'intérieur du puits.

L'eau minérale arrive en très-grande abondance, mais elle s'échappe de même par les fissures du travertin et de la maçonnerie en élévation. On la trouve aux niveaux inférieurs sous les radiers des aqueducs de l'hôpital militaire et sous ceux qui arrivent près de la Grande-Grille. Le puits Lucas ne donne à son orifice supérieur que 30 mètres cubes au plus par vingt-quatre heures. Quand le service des bains l'exige, nous n'avons qu'à pomper vigoureusement et nous décuplons le rendement sans arriver à l'épuisement complet. (Note due à l'obligeance de M. Sandrier, chargé de l'administration de la Compagnie fermière, à Vichy.)

Il n'y a plus désormais à tenir compte de la double analyse de la source des Acacias et de la source Lucas ; d'après Longchamps (*Annuaire des eaux*), c'est au travail estimé de M. Bouquet que nous aurons recours pour déterminer les principes contenus dans la source Lucas.

Proportion des éléments gazeux et salins contenus dans un litre d'eau de la source Lucas, évalué en grammes :

Acide carbonique libre	1.751
Bicarbonate de soude	5.004
— de potasse	0.282
— de magnésie	0.275
— de strontiane	0.005
— de chaux	0.545
— de protoxyde de fer	0.004
— de protoxyde de manganèse	traces.
Sulfate de soude	0.291
Phosphate de soude	0.070
Arséniate de soude	0.002
Borate de soude	traces.
Chlorure de sodium	0.518
Silice	0.050
Matière organique bitumineuse	traces.
	8.797

Bien que l'analyse ne mentionne pas la présence de l'hydrogène sulfuré, il se dégage directement sur le puits Lucas une quantité très-notable de ce gaz. Il est surtout appréciable à l'odorat, et se constate aussi par la chaleur qu'il procure à la peau. Il traverse l'eau minérale sans se combiner avec elle, comme il le fait dans les eaux sulfureuses. Cette brusque évaporation à l'orifice de la source permet de comprendre pourquoi on n'a pas retrouvé les traces de cet acide sulfhydrique dans des bouteilles puisées avec soin mais analysées à Paris, loin des conditions naturelles de température à l'émergence de l'eau.

Satisfaction n'a pas été donnée à la requête de Prunelle pour la création de baignoires spécialement alimentées par l'eau de la source Lucas : nous savons quelle impossibilité matérielle a rencontrée l'ingénieur chargé du travail. A la rigueur, les griffons qui conduisent, soit à l'établissement thermal, soit à l'hôpital militaire, pourraient fournir des bains d'eau Lucas pure, si des indications urgentes réclamaient emploi. Le service de la buvette fonctionne régulièrement.

RAPPORT

Sur les propriétés de la SOURCE LUCAS, *et sur
la nécessité de leur conservation et de leur mise
en valeur.*

Monsieur le Ministre,

J'ai eu l'occasion de vous entretenir bien souvent,
soit de vive voix, soit par écrit, de l'importance des
eaux de la source Lucas et de leur action énergique
dans le traitement des maladies cutanées les plus re-
belles.

J'ai eu l'honneur de vous dire que les eaux de cette
source possèdent en même temps et au plus haut degré
les propriétés communes aux autres sources de Vichy.
J'ai ajouté que, chimiquement parlant, il existe dans
la composition des eaux de la source Lucas une différence sensible qui paraît résulter de la présence d'une
petite quantité de soufre ; les eaux du puits Chomel et
de la source du grand Puits-Quarré en contiennent

beaucoup moins ; les autres sources de Vichy, à l'exception des sources forées, n'en contiennent pas du
tout.

Votre Excellence avait, en conséquence, décidé en
principe la construction d'un établissement spécial
pour les eaux de la source Lucas. Déjà vos ingénieurs
et architectes avaient projeté cet établissement sur les
terrains Vexenat, circonscrits par la rue Lucas, les
murs du jardin de l'hôtel de Paris, la route royale
de Nîmes et la place dite des Acacias. Ces Messieurs
étaient même entrés en pourparler avec le propriétaire
des terrains. Ceux-ci ont cessé d'être libres ; je le regrette peu : la distance du point d'émergence des eaux
eût obligé celles-ci à un trajet dans lequel elles eussent
perdu une partie des gaz acide carbonique et acide
sulfhydrique qu'elles contiennent ; leurs propriétés
médicamenteuses en eussent été singulièrement affaiblies ! Autant valait presque conduire ces eaux dans
l'enclos des Capucins, où la prévoyance de mon prédécesseur a dispensé d'acheter les terrains à un prix
excessif.

Les eaux de la source Lucas doivent essentiellement, ainsi qu'il sera ultérieurement démontré, leurs
propriétés caractéristiques aux deux corps gazeux
que je viens de nommer ; ces eaux doivent donc être
exploitées le plus près possible de leur point d'émergence, si on veut conserver leurs vertus médicamenteuses ; non-seulement en faisant cheminer ces eaux,
les deux gaz sus-mentionnés se dégagent, mais l'un
d'eux, l'acide sulfhydrique, passe à un autre état.

L'emplacement d'un établissement d'eaux minérales est donc forcé ; cet établissement ne peut exister
qu'autour de la source, et de manière à ce que l'eau
qu'elle produit arrive dans le bain en faisant le moins
de trajet et en recevant le moins de secousses pos-
sibles. C'est à quoi l'on avait avisé dans tous les
anciens établissements thermaux, à une époque cependant où l'on ne connaissait ni la nature, ni l'existence
des corps gazeux !

Il n'y a donc pas de choix à faire sur la place d'un
établissement balnéatoire à la source Lucas ; l'établissement doit être placé autour de la source même, le
périmètre qu'il occupera ne peut être formé que par
une langue de terrain à prendre dans le jardin de
l'hôtel Guilliermen, par toute l'extrémité orientale du
jardin de l'hôtel Montaret et par quelques portions de
terrains situés à l'est de la source, sur la place des
Acacias, et qui déjà appartiennent à l'État.

Les propriétaires des terrains à acquérir pour obtenir ce périmètre consentent à les céder, M. Guilliermen, par simple obligeance ; M. Montaret, pour tirer
parti d'un emplacement d'une grande valeur vénale et
dont la possession ajoute peu aux jouissances de son
hôtel. A chaque instant, la spéculation est sur le point
de s'approprier les terrains Montaret. Votre Excellence, en prenant les devants, obtiendrait évidemment
de meilleures conditions de la part du propriétaire que
de celle des spéculateurs.

Il s'agissait, dans ma demande, de l'acquisition
d'une surface de 777 mètres ; cette surface se trouve

réduite à 748 mètres, par le plan et projet de M. l'ingénieur François.

Que les constructions du nouvel établissement se fassent sur-le-champ ou qu'elles soient retardées, l'acquisition immédiate des terrains exigés par cet établissement est pour lui une véritable question de vie ou de mort. Les terrains, une fois passés dans les mains des spéculateurs, seront couverts de constructions, et la création d'un établissement balnéatoire sur la source Lucas deviendra d'autant plus difficile que la propriété même sera compromise ; les acquéreurs Montaret, en enlevant seulement quelques pelletées de terre, feront jaillir la source sur leur sol, où elle se porte déjà dans certaines circonstances, de même que dans le jardin Guilliermen. Aussi, quelque parti que l'on prenne, si la source doit être conservée à l'État, il faut procéder le plus tôt possible à un captage nouveau, et ce captage ne peut pas être exécuté sans acquérir, sur les jardins Guilliermen et Montaret, quelques mètres de terrain que, peut-être, on se refusera à céder isolément.

La question d'acquisition des terrains se présente donc sous deux points de vue différents :

1° Celui de la nécessité de conserver la source Lucas comme propriété de l'État ;

2° Celui de la nécessité de mettre les eaux de cette source en valeur.

Votre Excellence, en répondant, sous la date du 10 juin dernier, à la lettre que j'avais eu l'honneur de lui écrire pour solliciter cette acquisition, me fit l'honneur de me dire que *les circonstances étaient peu favorables pour une dépense de ce genre.* Ces circonstances, il ne m'appartient pas de les juger. Je vois seulement qu'un hôpital militaire se crée à grands frais en face de la source Lucas, que les besoins auxquels il doit pourvoir pouvaient être satisfaits au moins aussi bien avec un tiers au plus de la dépense faite ou à faire. Je vois, d'un autre côté, que les établissements sanitaires de Vichy remboursent amplement le Trésor des sommes avancées dans l'intérêt des malades pauvres ou riches, militaires ou civils ; observation que ne manquent pas de faire les malades, qui se plaignent avec raison de ne trouver ni douches convenables, ni bains de vapeur dans un établissement qui verse annuellement au Trésor un revenu net de 125,000 francs.

Votre Excellence avait eu la bonté d'ajouter, dans sa lettre du 10 juin, que « quelque disposée qu'elle fût
« à s'en rapporter à moi sur les avantages qu'on pou-
« vait tirer de la source Lucas, pour compléter les
« moyens curatifs que peuvent offrir les eaux de Vichy,
« elle ne pouvait alléguer sa conviction personnelle en
« preuve des propriétés attribuées aux eaux Lucas, et
« que si elle arguait de la présence d'une quantité
« notable d'acide sufhydrique dans ces eaux pour
« motiver une dépense à faire par l'État, on ne man-
« querait pas de répondre que les sources et les
« établissements à eau sulfureuse sont très-nombreux
« en France, et qu'on ne voit pas la nécessité d'en
« créer de nouveaux à grands frais. »

Votre Excellence ajoute avec une grande raison que :
« pour appuyer une demande de crédit en ce sens, il
« faut autre chose que des aperçus et des considéra-
« tions plus ou moins vagues ; il faut des preuves de
« faits et des déductions positives et assez développées
« pour soutenir la critique des juges compétents,
« et qu'enfin la question n'est point assez étudiée. »
Je comprends parfaitement toute la puissance de
l'objection, et je vais tâcher d'y répondre. Mon opinion
sur la nécessité d'un nouvel établissement avec les
eaux Lucas ne s'est pas formée sur *des aperçus et des
considérations vagues*, mais sur des faits positifs et ité-
rativement observés. Dans ma longue carrière de médecin praticien qui a commencé à l'âge de vingt et un
ans, j'ai lu trop de livres de médecine, j'ai vu trop de
malades, pour me laisser entraîner à mon âge par des
appréciations de ce genre. Vous serez assez bon, Monsieur le Ministre, pour vous rappeler que je n'ai pas
fait preuve jusqu'ici d'une trop grande crédulité aux
guérisons miraculeuses opérées par les eaux minérales ;
vous pouvez savoir aussi que bientôt je serai arrivé à
mon quatorzième lustre sans qu'on puisse m'imputer
une seule pensée qui sente l'*industrialisme médical*.

J'apprécie, ainsi que je dois le faire, tout ce que
votre dépêche du 10 juin renferme de gracieux. Je ne
serais point excusable si j'ignorais, dans ma position,
que les questions administratives ne doivent point se
juger par des considérations personnelles, et qu'il est
un grand nombre de ces questions qui demandent à
être scientifiquement traitées. Votre Excellence a donc

un million de fois raison en me demandant *des faits et des déductions positives;* une question de médecine, bien plus encore qu'une question administrative, ne se traite que de cette façon; or, la question actuelle est presque toute médicale.

J'ai même encore des remerciements à vous faire, Monsieur le Ministre, pour m'avoir fourni l'occasion de produire au grand jour les faits que j'ai observés et les inductions que j'ai cru pouvoir en tirer.

Qu'avant tout, cependant, il me soit permis de remarquer que mon amour-propre n'est même pas en cause dans cette affaire. Il ne s'agit point ici d'une découverte à moi qui *mérite la reconnaissance du siècle !* la découverte, s'il y en a, ne m'appartient pas. Le docteur Desbrets, correspondant de l'ancienne Société royale de médecine, à Vichy, écrivait en 1777 : « que « l'eau du *Petit-Boulet* (c'était le nom que portait alors « la source Lucas) était la plus puissante de celles de « Vichy, et qu'on devait la préférer lorsqu'on avait de « grandes maladies à combattre. Il ajoutait que cette « source était la plus minéralisée, et que les eaux s'en « conservaient le plus longtemps sans se décompo- « ser. »

Ce médecin, qui a fait des eaux de Vichy une analyse fort exacte pour l'époque, avait dit déjà que « l'eau du Petit-Boulet avait une odeur de foie de « soufre très-remarquable, et que la dissolution nitreuse « d'argent y produisait un précipité cailleboté qui noir- « cissait à sa surface. » Ce précipité cailleboté est, en effet, très-abondant, il annonce la présence du chlo-

rure de sodium ; il est grisâtre et noircit assez rapidement à sa surface : dernier caractère qui n'a peut-être
pas toute la signification que lui attribue Desbrets, qui
demeure toujours, à ma connaissance, le premier à
avoir signalé la présence du soufre dans l'eau de la
source Lucas.

Je ne vois pas, en revanche, que Desbrets, pas plus
que ses devanciers et ses successeurs, ait reconnu dans
ces eaux une action spéciale dans le traitement des
maladies cutanées. M. Giraud, intendant des eaux,
avait même assuré, vers 1786, que « les maladies de la
« peau ne guérissaient point à Vichy, à moins qu'elles
« ne fussent occasionnées par un vice de la bile. »

Qui a parlé le premier de cette action ? Je l'ignore
complétement ; tout ce que je puis en dire, c'est qu'à
mon arrivée à Vichy, le 26 juin 1833, j'ai trouvé cette
croyance si fortement enracinée dans la population de
Vichy, qu'on n'y désignait la source Lucas ni sous ce
nom nouveau, ni sous l'ancien nom de Petit-Boulet,
mais sous celui de la *source des Galeux*.

Une croyance aussi généralement admise méritait
examen ; les faits sur lesquels elle reposait pouvaient
avoir été mal observés ; ces faits pouvaient aussi avoir
été repoussés par les prétentions des médecins, il con-
venait de rechercher ce qui pouvait avoir motivé la
croyance. On me citait des guérisons dont je parlerai
tout à l'heure, et qui remontaient à une époque déjà
éloignée ; ces guérisons, que je ne pouvais constater,
avaient à être vérifiées par des observations nouvelles
qu'il m'était difficile de répéter, n'ayant à employer

l'eau de la source Lucas qu'en lotions et en boissons, et nullement en bains, depuis que cette source était devenue la propriété de l'État.

L'ancien propriétaire, le sieur Quintien-Sornin, avait placé à côté de la source deux baignoires qui fournissaient jusqu'à quinze bains par jour, à une époque où on en prenait très-peu à Vichy ; plus anciennement, on s'était baigné dans la piscine romaine, qui fut découverte sur cette source en 1843. La croyance populaire remontait-elle à l'époque où cette piscine pouvait être utilisée ? Cette croyance ne datait-elle que de l'établissement des baignoires de Quintien-Sornin ? Cette dernière opinion me paraît la plus vraisemblable ; car si, de temps immémorial, une source de Vichy avait eu la réputation de guérir les maladies cutanées, Fouet, Chomel, Tardy, Desbrets et Brieude, qui ont écrit sur les eaux de Vichy, n'auraient pas manqué d'en parler, et Brieude a dit le contraire.

Quoi qu'il en soit, mon prédécesseur, après l'acquisition qu'il avait faite au nom de l'État des eaux de la source Lucas, et après la destruction des bâtiments qui avaient servi à l'établissement balnéatoire de Quintien-Sornin, eut à traiter une dartre rongeante qui couvrait la face et une partie des épaules chez une jeune personne de 18 à 20 ans, dont on n'a pu retrouver le nom, mais qui venait du département de l'Yonne et logeait à l'hôtel Guilliermen. M. Lucas, pour ce traitement, fit établir une baignoire auprès de la source qui porte maintenant son nom et dans une grange appartenant à Mme veuve Guilliermen.

Cette dame et son fils se rappellent très-bien qu'après une quarantaine de bains, la dartre de la jeune personne en question paraissait guérie, et qu'étant revenue l'année suivante, cette demoiselle n'avait conservé de son ancienne maladie que quelques rougeurs au visage. On m'a rapporté que M. Lucas avait continué, pendant peu de temps, il est vrai, à administrer les mêmes bains dans des cas analogues, et qu'il en avait toujours obtenu du succès.

Pourquoi M. Lucas, à qui nous devons l'étude des eaux de l'Hôpital employées comme bains et les bâtiments construits en conséquence de cette étude, n'a-t-il pas rendu le même service aux eaux du Petit-Boulet, ainsi qu'il lui était si facile de le faire? On ignore s'il en fut détourné par le peu de volume d'eau que pouvait avoir alors cette source, ou bien par la crainte d'attirer à Vichy des malades d'un aspect trop repoussant? L'une et l'autre considération peuvent avoir existé.

Je n'ai pas eu seulement en vue l'emploi spécial de la source Lucas, lorsque j'ai sollicité de nouvelles constructions sur cette source. Les établissements actuels de Vichy sont loin de réunir tout ce qui serait nécessaire pour varier, suivant les besoins, le mode d'administration de nos eaux. Depuis 1833, je suis parvenu à obtenir des piscines dans lesquelles le bain peut agir en raison de sa durée, ainsi que de la masse des eaux employées, et être fourni annuellement à trois ou quatre cents malades indigents. J'ai pu faire servir aussi des caveaux humides à un établissement de douches ascendantes, encore fort imparfait, il est vrai, mais auquel on n'avait pas songé jusque-là.

Notre établissement de douches à percussion, qui date de 1826, est plus défectueux encore ; celui qui doit le remplacer nous menace de rester longtemps encore à l'état de simple projet. Ce n'est pas que j'aie pu croire à la possibilité d'obtenir des douches à percussion meilleures auprès de la source Lucas ; les eaux de cette source ne sont point assez abondantes. En revanche, on y eût trouvé facilement ces bains et douches de vapeurs dont Mme de Sévigné a tant parlé dans ses lettres, et qui ont disparu de Vichy, on ne sait pourquoi, tandis qu'on les rencontre maintenant dans les établissements thermaux de la moindre importance. J'ai eu l'honneur aussi d'entretenir plusieurs fois Votre Excellence de ces bains et douches de gaz acide carbonique qui ont fait la fortune de Marienbad (1) et qui, sur la source Lucas, recevraient une énergie toute particulière de l'union du gaz sulfhydrique au gaz acide carbonique qui s'en dégage en quantités si grandes. Ce ne serait pas peu de chose pour nous que d'acquérir la faculté d'employer un médicament aussi puissant que le gaz acide carbonique sous forme de bains, de douches, d'injections et à des états divers de température et de dessiccation. C'est aux établissements de l'État, Monsieur le Ministre, qu'il appartient d'être les premiers à mettre en lumière un médicament dont

___

(1) Cet avantage envié à Marienbad est réalisé depuis longtemps à Vichy; les bains, les douches, les injections d'acide carbonique ont une installation qui se prête à toutes les indications thérapeutiques.

l'action est si grande dans les affections du système nerveux.

Les établissements thermaux français qui sont la propriété de l'État auraient bien à revendiquer ce que le plus petit prince de l'Allemagne a exécuté pour les eaux d'Ems et de Wiesbaden. Nous n'en demandons pas tant, puisque nous nous bornerions à obtenir les moyens d'administrer le médicament que nous a départi la nature avec toutes les modifications que l'art a reconnues utiles. Si ces moyens continuent à se faire désirer en vain, n'en doutez pas, Monsieur le Ministre, ce ne sera ni à Bourbonne, ni à Vichy que les chemins de fer, à l'avenir, conduiront les malades riches, ils les porteront au delà du Rhin, et, depuis deux ans, cet abandon commence à se faire sentir à Vichy.

La source Lucas que Fouet, en 1679, comptait parmi les fontaines Gargniez, que Chomel en 1734, Tardy en 1750, Desbrets en 1777, nommaient source du *Petit-Boulet*, avait disparu pendant quelques années, sans doute en raison des incrustations qui s'étaient formées dans ses griffons. Cette source reparut un beau jour, à la suite d'un éboulement, dans une étable à chèvres appartenant au sieur Quintien-Sornin, oncle du propriétaire actuel de l'Hôtel de Paris. Cette famille Sornin avait eu pendant longtemps la ferme des eaux ; cette ferme était alors entre les mains de l'aîné de la famille ; Quintien, qui était le cadet, voyant une source minérale lui arriver, fut peu embarrassé de l'exploitation ; il plaça deux cuves à bains dans son étable à chèvres, il expédia des eaux qui acquirent la réputation de se conserver mieux que celles de la Grande-Grille, la seule source dont les produits sortissent alors de Vichy. Ces expéditions, qui naturellement faisaient tort au fermier, amenèrent entre les deux frères des discussions que M. Lucas voulut faire cesser; il acheta la source pour le compte de l'État en 1805; bientôt l'habitation de Quintien fut vendue et démolie. M. Lucas parut oublier la source acquise, source qui cependant avait pris son nom.

Ce n'était pas ainsi que les Romains avaient traité cette source, lorsqu'ils en avaient reçu les eaux dans une piscine placée sur la source même, et qui fut découverte en 1844, à 1 mètre 50 au-dessous du sol actuel. Une conduite partait de cette piscine pour conduire les eaux à la source des Acacias, la seconde des sources Gargniez de Fouet.

Nous cherchions alors dans la source Lucas des eaux qui pussent remplacer celles que les forages Brosson venaient de nous faire perdre; le produit journalier de cette source n'était cependant que de 6,500 litres d'après les jaugeages de MM. Berthier et Puvis; dans notre détresse la moindre ressource devenait précieuse. Après le dégagement des griffons, on pénétra plus avant, et à 1 mètre 50, ainsi que je l'ai dit, on trouva la piscine romaine qui fut déblayée et au fond de laquelle le débit des eaux était bien autrement considérable que ne l'avaient donné les anciens jaugeages. Le fond de la piscine fut crevé, et au fur et à mesure que l'on descendait plus bas, le volume des eaux allait toujours croissant. Les ouvriers ne tardèrent pas à être arrêtés par un dégagement énorme d'acide carbonique qui n'agissait pas seulement sur la respiration, mais qui stimulait vivement les yeux. Ceux-ci, ainsi que toutes les surfaces cutanées, devenaient rouges et brûlants. On éprouvait une partie de ces mêmes effets en plongeant les bras dans cette eau surchargée de gaz acide carbonique, ce que j'ai moi-même reconnu plus d'une fois, même dans l'eau que le jeu d'une pompe projetait hors du puits. La température, qui ne s'élève jamais dans le puits au-dessus de 26 à 27°, ne pouvait être pour rien dans ces effets. Vous savez, Monsieur le Ministre, qu'au moyen de la découverte ingénieuse par laquelle M. l'ingénieur Faucille parvint à s'emparer du gaz acide carbonique qui asphyxiait les ouvriers, les travaux sur la source Lucas furent poussés à une profondeur de 7 mètres, et que l'on est parvenu de cette façon à obtenir à 3 mètres 90 au-dessous du niveau du sol un débit journalier de 109 hectolitres 150 litres, ce qui donna la facilité de diriger une partie considérable de ces eaux sur l'un des réservoirs du grand établissement, où elles se mêlèrent en proportions variables avec la source du puits Quarré.

Les malades qui prirent des bains avec ce mélange ne tardèrent pas à se ressentir plus ou moins de l'excitation que nous avions éprouvée dans la piscine romaine. Cette excitation, trop vive pour amener la diaphorèse, produisait des rougeurs, des boutons plus ou moins proéminents, des tuméfactions même dans le derme et dans le tissu cellulaire sous-cutané : tous phénomènes qui cessaient lorsque les malades reve-

naient à l'usage des bains préparés avec l'eau du puits
Quarré. Évidemment l'eau des deux sources n'était pas
de même nature ; les phénomènes que je viens de dé-
crire, quoique n'étant pas constants, se reproduisaient
trop souvent pour que le contraire pût être supposé.

Cette action beaucoup plus vive des eaux Lucas
pouvait tenir à la fois et à l'existence de l'acide carbonique libre en proportions beaucoup plus grandes,
et à la présence du gaz acide sulfhydrique soupçonnée
déjà à une odeur d'œufs cuits et confirmée depuis par
des réactifs ainsi que par cette conferve que M. Fontan
a nommée la sulfuraire, parce qu'il ne l'a retrouvée que
dans des eaux thermales sulfureuses. Desbrets avait
donc dit avec une grande raison que *la source du Petit-
Boulet était la plus puissante de toutes les sources de
Vichy, et qu'on devait la préférer lorsqu'on avait de
grandes maladies à combattre.*

M. l'ingénieur François s'est assuré que les eaux
Lucas conservaient leur gaz plus longtemps : ce qui
pouvait tenir à la différence de température avec laquelle les eaux des sources diverses de Vichy arrivent
à la surface du sol. On sait avec quelle opiniâtreté les
eaux froides de Selters conservent leur gaz acide carbonique. Tous ces faits réunis ne me permirent plus de
considérer les propriétés attribuées par le peuple aux
eaux de la source Lucas comme si paradoxales ! Ces
propriétés, mon devoir était de chercher à les vérifier.

Cette vérification, Monsieur le Ministre, vous la re-
gardez vous-même comme tellement importante que
vous me demandez les faits avec lesquels mon opinion

s'est formée. C'est que réellement ce n'est qu'avec des faits fournis par l'observation attentive des maladies que les propriétés médicamenteuses d'une eau minérale, de même que celles de tout autre corps, peuvent être appréciées. L'observation est le vrai et l'unique *réactif* à employer par le médecin praticien ; les analyses chimiques les plus exactes ne sont pour lui que des avertissements et des moyens d'approximation : les effets médicamenteux d'une eau minérale ne se calculent pas d'après les proportions des éléments qu'ont découverts les analyses ; l'action propre à chacun de ces éléments se modifie, s'augmente se change ou se détruit, non pas seulement en raison de l'addition de tel ou tel autre principe élémentaire, mais en raison de la nature de la maladie et des circonstances diverses du sujet qui prend le remède. Ne guérit-on pas des rhumatismes avec des eaux thermales d'une nature toute différente? Luchon a-t-il sous ce rapport un grand avantage sur le Mont-Dore? Ces eaux ont un état commun *la thermalité ;* leurs principes minéralisateurs ne se ressemblent nullement, mais l'excitation de la peau par une eau chargée de sels ou d'acide sulfhydrique suffira à l'expulsion du rhumatisme, qui est une maladie qui procède de dehors au dedans et non pas de dedans au dehors ainsi que le fait la goutte.

Nous devons considérer aussi qu'une eau minérale n'est point un médicament simple ; c'est un médicament composé dont l'élément dominant est loin de constituer l'unique vertu ; c'est un médicamment avec lequel en conséquence plus d'une indication peut être remplie. L'analyse thérapeutique précise les indications, l'analyse chimique n'est pour rien dans ce travail ; cette dernière aide le médecin, il est vrai, en lui signalant dans le médicament composé les principes avec lesquels chaque indication spéciale peut ensuite être remplie. Ce que la nature a fait pour les eaux minérales, nous l'imitons dans nos officines lorsque nous renforçons ou diminuons, multiplions ou modifions les effets d'un médicament en l'associant à un ou plusieurs autres. C'est ainsi que nous faisons prédominer la propriété fébrifuge du quinquina en l'administrant avec de la magnésie ou de la rhubarbe ; c'est ainsi que nous changeons les propriétés stimulantes du nitrate de potasse en l'associant au camphre ; c'est ainsi que l'association de l'ipécacuanha et de l'opium nous donne le moyen de calmer à la fois dans les diarrhées chroniques, l'atonie et l'éréthisme du tube intestinal qui sont pour l'ordinaire les deux éléments essentiels de la maladie.

Vouloir déterminer les propriétés médicamenteuses d'une eau minérale par les résultats de l'analyse chimique, sans avoir recours aux effets observés dans les maladies est une erreur très-grave en matière médicale ; une erreur plus grande encore est d'attribuer à un principe unique, quelque dominant qu'il puisse être, toutes les propriétés d'une eau minérale. Cette dernière erreur a les conséquences les plus fâcheuses : malades et médecins doivent également s'en préserver, et ce n'est pas à eux seulement que l'erreur s'arrête.

Ces idées qui peuvent jusqu'à un certain point con-

trarier l'idée de quelques personnes s'expliqueront
aisément par l'application que je vais en faire à l'examen des propriétés médicamenteuses des eaux de Vichy. Votre Excellence sait que ces eaux, en outre de
l'eau commune qui leur sert d'excipient, contiennent
des carbonates de sodium, de calcium et de magnésium,
de l'acide carbonique libre, de l'oxyde de fer, du chlorure et du sulfure de sodium, de la silice et quelquefois
du soufre, en attendant qu'on y découvre autre chose.
L'excipient conserve dans une eau minérale comme
partout ailleurs ses propriétés médicamenteuses ; les
propriétés, quand l'excipient est l'eau, changent essentiellement, suivant la température de cette dernière.
Ainsi l'eau thermale de Vichy, à la température de 16 à
44 degrés, offre une boisson essentiellement émolliente
et qui ne serait pas sans action pour calmer la trop
grande sensibilité des voies digestives si elle pouvait
être supportée à dose suffisante sans devenir un débi-
litant des plus prononcés. Employée en bains au maxi-
mum de sa température, l'eau deviendrait excitante au
plus haut degré.

Ces propriétés premières de l'excipient sont modi-
fiées singulièrement en dissolvant le carbonate de sodium qui domine par ses proportions tous les principes
minéralisateurs de l'eau de Vichy. Ce sel, qui se présente toujours à l'état *basique*, conserve en conséquence quelque chose de la saveur âcre des alcalis, et
l'eau qui en est chargée est mal supportée en boisson ;
cette eau, employée en bains, stimule même la peau
d'une manière pénible chez les sujets délicats. L'eau

thermale ainsi minéralisée par le carbonate de sodium
serait sans doute un médicament, mains un médicament peu maniable.

Un correctif se présente dans la quantité énorme
d'acide carbonique libre que de puissantes pressions
retiennent dans l'eau thermale. Le carbonate de sodium
lui empruntant un atome d'acide de plus, passe à l'état
de bicarbonate et perd sous cet état ses qualités irritantes en conservant ses propriétés toniques et altérantes. Le surplus du gaz acide carbonique demeure à
l'état libre ou est employé à maintenir en dissolution
les carbonates de magnésium, de calcium et de fer que
l'analyse chimique a signalés dans les eaux de Vichy.
C'est par cet excédant de gaz acide carbonique libre
que sont calmés les spasmes nerveux du tube alimentaire et que cet organe reçoit en même temps cette
énergie si remarquable qui réagit ensuite sur le système
général des forces ; c'est encore par le gaz acide carbonique que sont réprimées les sécrétions anormales des
membranes muqueuses et que se forme dans le système capillaire sanguin cet orgasme général qui se
prononce plus spécialement sur les vaisseaux hémor-
roïdaux et sur l'utérus ; l'acide carbonique enfin rend
plus digestible l'eau minérale prise en boisson et donne
un degré d'activité nouveau à celle qui est employée
en bains. N'oublions pas que toutes les eaux qui tiennent des sels en dissolution ne sont supportées qu'en
raison du gaz acide carbonique qu'elles tiennent en
liberté.

Dans les eaux minérales de Vichy, le gaz acide carbonique joue un tel rôle que lorsqu'une cause quelconque en a opéré le dégagement, on peut dire avec raison de Vichy ce que Becher, Hufeland et tant d'autres ont dit des eaux de Karlsbad : Les eaux de Karlsbad et de Vichy, sans le gaz acide carbonique avec lequel elles arrivent à la surface de la terre, ne sont plus des eaux de Karlsbad ni des eaux de Vichy.

Quo propiùs aqua bibitur a fonte, disait Frédéric Hoffmann *eo efficacior ; quo remotior eo fit languidior*.

Tous les malades à Vichy ont vérifié cette sentence d'Hoffmann ; il n'en n'est aucun qui n'ait remarqué la différence d'action des eaux bues sur la source au moment de leur émersion et des eaux bues à domicile seulement quinze minutes après leur puisement.

Cependant lorsque le puisement s'est fait avec des précautions qui ne sont pas toujours prises, les eaux de Vichy sont transportées à distance, en conservant une partie de leurs vertus médicamenteuses, et conséquemment de leur gaz. Celui-ci est bien autrement adhérent que dans les eaux gazeuses artificielles où n'étant qu'interposé entre les couches d'eau, il se dégage impétueusement et presque en totalité du moment que cesse la pression qui le retient dans cette situation. Le mélange a été autrement fait dans les eaux de Vichy puisque, nonobstant le mouvement que les pompes impriment maintenant à ses eaux pour les conduire dans les baignoires, le gaz acide carbonique s'y trouve encore en quantité suffisante pour avoir retenu en dissolution le carbonate de chaux qui bientôt se précipite sur les parois des baignoires.

Quelque grande que soit l'action du gaz acide carbonique, je ne prétends pas qu'il soit la base médicamenteuse unique de l'eau de Vichy ; le bicarbonate de soude partage au moins cette prérogative, tandis que les autres corps existant dans cette même eau minérale ne peuvent, en raison de leurs faibles doses, y figurer qu'à titres d'adjuvants et de correctifs.

Si ces doses, toutes minimes qu'elles sont, n'étaient pas suffisantes pour augmenter ou modifier l'énergie des bases du médicament, on préparerait une excellente eau de Vichy en jetant dans un litre d'eau douce cinq grammes de bicarbonate de sodium et quatre grammes de gaz acide carbonique. Pour ceux qui ont considéré le bicarbonate de soude comme le spécifique de la goutte et de la gravelle, la préférence, en bonne logique, serait due aux eaux artificielles. Malheureusement l'expérience journalière des malades et des médecins proteste énergiquement contre toute assimilation des eaux naturelles aux eaux artificielles.

On argue vainement de l'existence comme atomistique des corps autres que le bicarbonate de sodium et l'acide carbonique dans les eaux de Vichy. L'action des médicaments dans la guérison des maladies ne s'exerce pas en proportions définies à l'instar de la formation des sels. Je guéris une vraie gale avec six bains d'eau Lucas, laquelle à son arrivée dans la baignoire ne possède plus que ..... d'acide sulfhydrique par hectolitre d'eau, la baignoire contient trois hectolitres environ : c'est dans une quantité de ..... employée par jour : total ..... grammes pour les six jours ; ce qui répond à ..... soufre (1).

Voici un autre fait analogue. Nous avons à côté de la source du puits Quarré une faible source nommée le puits Chomel, qui paraît n'être qu'un faible rameau de la première. Les eaux du puits Chomel contiennent de l'acide sulfhydrique en quantités inappréciables par les réactifs ordinaires ; l'odorat même ne le découvre pas toujours. Or voici ce qui se passe : M. Lucas employait ces eaux avec succès, et je l'imite dans certains cas de dyspnée ; bues sur la source même, ces eaux la calment presque instantanément : à vingt-cinq pas de la source elles n'ont plus cette propriété, qu'elles perdent encore lorsqu'elles sont agitées dans la source même par un jeu de pompes, ainsi que cela a lieu fréquemment depuis quelques années. On voit ainsi que la dose n'est pas tout dans les effets médicamenteux, et que ces effets sont grandement modifiés par la forme sous laquelle ils sont présentés. Rasori et Hahnemann, chacun dans un sens différent, ont donné de terribles démentis aux doctrines chimiatriques. Car, toutes fausses que sont ces doctrines présentées comme généralisation, elles ne reposent pas moins sur un petit

---

(1) La dose quantitative de l'acide sulfhydrique n'est pas indiquée dans les analyses de MM. Longchamp, de Berthier et Puvis, de Bouquet, de O. Henri ; il nous serait donc impossible de suppléer aux chiffres absents pour compléter le calcul. Il nous suffira d'indiquer que la dose de soufre est très-minime.

Dans une note, Prunelle évalue à 1^{gr} 50 le soufre contenu dans un hectolitre d'eau minérale pure, soit 4^{gr} 50 pour un bain et 27 grammes pour les six jours. Nous ignorons comment a pu être déterminée cette dose.

nombre de faits exceptionnels qui sont incontestables.

Après le gaz acide carbonique, le bicarbonate de calcium que l'eau de Vichy contient dans la proportion de 50 à 55 centigrammes par litre d'eau, est un second adjuvant du bicarbonate de sodium dans les gastralgies acescentes. Ce carbonate de calcium qui, en proportions plus fortes, ne serait pas sans action pour augmenter l'atonie des voies digestives, trouverait déjà son correctif dans le bicarbonate de magnésium et dans le chlorure de sodium. Le bicarbonate de magnésium, à son tour, devient l'adjuvant de l'acide carbonique dans la répression des sécrétions des membranes muqueuses, tandis que le chlorure de sodium est le correctif du bicarbonate de sodium dont les effets pourraient se prononcer trop vivement.

La réunion du chlorure et du sulfate de sodium est propre à activer cet état fluxionnaire du gros intestin que décide déjà l'usage des eaux chargées de gaz acide carbonique.

Il ne faudrait pas croire non plus que cette faible dose d'un gramme de chlorure de sodium par litre d'eau, ne fût d'aucun effet pour approprier les eaux de Vichy aux maladies du système lymphatique et aux troubles des fonctions utérines qui s'accompagnent d'une grande atonie; le fer non plus n'a pas besoin de se trouver en doses fortes dans ces eaux minérales, pour leur donner une tonicité spéciale, dans tous ces troubles fonctionnels qui tiennent à l'anémie et à l'apauvrissement du *cruor* dans la masse sanguine.

De tous les éléments qu'a découverts l'analyse chimique dans les eaux de Vichy, il en est donc bien peu qui ne puissent modifier de quelque façon leur action médicamenteuse, quelle que soit la proportion de ces éléments, dans la composition des eaux. Prétendre le contraire est une erreur en médecine comme en chimie, où l'on sait bien qu'un atome de plus ou de moins change la nature d'un corps. Lorsqu'on est dans l'intention de conserver les propriétés médicamenteuses d'une eau minérale, il faut tout faire pour la conserver dans l'état où ces propriétés médicamenteuses ont été reconnues. Il ne suffit pas de conserver les principes fixes; la conservation des éléments gazeux n'est pas moins importante. On ne jouit réellement des propriétés d'une eau minérale gazeuse qu'en la consommant sur le point même de l'émersion. C'est que la tension imprimée à l'élément gazeux par la température de l'excipient est trop grande pour être maîtrisée par la pression d'une unique atmosphère; à leur sortie de l'intérieur de la terre, les gaz, quels qu'ils soient, s'échappent avec une impétuosité qui doit être réprimée plutôt que provoquée par une agitation que l'on viendrait ajouter à ce qu'a produit déjà la soustraction d'une pesanteur proportionnelle au degré de température des eaux.

Les propriétés des eaux de Vichy peuvent donc varier infiniment en raison de leur degré de conservation; elles varieront aussi en raison du mode de les administrer, des circonstances, du malade ou de la maladie dans laquelle cette administration aura eu lieu.

Je n'entends pas traiter ici ces questions qui feraient le sujet d'un long travail; ma lettre n'a pour objet que les eaux de la source Lucas et l'emploi qui peut en être fait dans le traitement des maladies cutanées.

La peau n'est pas seulement un tissu destiné à garantir le corps humain contre les impressions fâcheuses des corps extérieurs ; les vaisseaux et les glandes dont la peau est pourvue en font un organe sécrétoire qui devient l'émonctoire le plus actif de l'économie, et d'autant plus actif que la peau, au moyen de ses ouvertures naturelles, pénètre les organes internes et que le système nerveux cutané multiplie encore l'action de ces rapports ; la peau possède en outre une immense faculté d'absorption (1) qu'elle exerce sur les fluides de

(1) Cette question si controversée de l'absorption de l'eau minérale dans le bain n'a pas encore reçu de solution scientifique.

Les comptes rendus de l'Académie des sciences (8 juillet 1872, p. 60) contiennent une note de MM. Jamin et de Laurès sur les changements de poids que le corps humain éprouve dans les bains.

Les données qui servent de base aux expériences sont les suivantes :

Un homme de bonne constitution absorbe environ 4 kilogr. de nourriture par jour ; il expulse 1,500 de résidu ; il assimile 2,500 de matières qui disparaissent en vingt-quatre heures, soit par les poumons, soit par la peau. C'est une perte de 100 grammes environ par heure, variant suivant l'état de digestion ou d'abstinence. Les moyennes de la dépense sont : 30 grammes par la respiration, et 60 par l'evaporation cutanée (Lavoisier et Séguin).

Dans l'eau, le corps perd un peu moins que dans l'air. Berthold, entre 24 et 28º, reconnaît une augmentation de poids allant jusqu'à 32 grammes ; ce qui fait par heure une absorption cutanée de 62 grammes (Malden, After, Dill, confirment ces résultats).

Grande divergence dans les conclusions d'autres expérimentateurs, Kuhn de Niederbronn, Villemin de Strasbourg, Delore de Lyon, écart dû aux opérations prises à diverses températures.

M. Durrieu a découvert la loi vraie du phénomène en tenant compte de l'élément essentiel, la température. Tout individu conserve un poids invariable dans un bain dont la température est modérée, et que M. Durrieu nomme isotherme ; il gagne et absorbe si la température est abaissée, il perd au contraire si elle est élevée, et cette perte croît très-rapidement quand l'échauffement de l'eau augmente de 36 à 48º.

Les expériences de M. Jamin à Néris concordent avec celles de

tout genre au milieu desquels le corps humain se trouve placé.

Avec tant de fonctions diverses qui ne peuvent jamais être interrompues sans préjudice pour la santé générale, la peau devient nécessairement sujette à des maladies très-différentes. Les atteintes nuisibles des objets extérieurs se bornent quelquefois à la surface du corps, et l'affection cutanée est alors simplement locale; lorsque, au contraire, la peau reçoit les produits pathologiques des organes internes dont elle devient alors l'émonctoire, les maladies cutanées varient suivant les diathèses ou les dyscrasies qui les ont produites; les maladies cutanées n'ont donc de commun que leur siége; leurs formes sont indéfinies, leurs causes sont multiples, et leur guérison a fait de tout temps le désespoir de la médecine; nous avons mul-

M. Durrieu. Résumons les conclusions. Une personne perd dans l'air 90 grammes par heure, 30 grammes par la respiration et 60 par la peau. Dans l'heure qui suit le bain, la même personne perd un poids beaucoup moindre et souvent nul. Or, comme la quantité d'eau exhalée ne peut être moindre après qu'avant le bain, plutôt plus grande à cause de l'humidité de l'épiderme, on ne peut attribuer la diminution observée dans les pertes de poids qu'à une seule cause, à une diminution de la quantité d'acide carbonique expiré.

Dans les conditions ordinaires, le corps est imprégné et comme saturé d'une provision normale d'acide carbonique, et il y a équilibre entre la quantité qui se perd et celle qui se reproduit; l'immersion dans l'eau trouble cet équilibre. Il est vraisemblable que le bain dissout une quantité d'acide carbonique supérieure à celle qui était exhalée dans l'air, que la provision normale diminue, d'où résulte une perte de poids notable. Après la sortie du bain, le phénomène inverse se produit; le corps refait sa provision, ce qui tend à augmenter son poids; mais il exhale aussi de la vapeur d'eau, ce qui tend à le diminuer. La perte ou le gain observé n'est que la différence entre ces deux effets contraires.

(Cette explication conjecturale réclame des expériences analytiques entreprises à la Sorbonne.)

tiplié les espèces, nous avons changé sans cesse les dénominations, nous avons eu recours à la peinture pour nous fournir des caractères spécifiques et nous ne connaissons ni ne guérissons mieux les maladies cutanées. Vous n'êtes pas, Monsieur le Ministre, sans avoir vu les planches magnifiques que M. Alibert a employées à représenter les plus hideuses de ces maladies, représentation à laquelle ce médecin attachait une si grande importance, qu'au début de son ouvrage il n'a pas craint de s'écrier avec Lucrèce :

Avia Pieridum peragro loco nullius ante trita solo.

C'est de la publication de ce livre que date, à proprement parler, l'abus qui se fait maintenant de ce qu'on nomme les spécialités en médecine. Cet excellent M. Alibert ne se doutait pas que son talent d'écrivain, joint aux peintures de son splendide volume, allait fournir une énorme alimentation au charlatanisme, en ramenant la médecine à sa condition première sous les anciens Égyptiens ! Cet abandon de l'unité des fonctions de la vie conduisit M. Alibert à considérer les maladies cutanées comme essentiellement locales, et à les traiter en conséquence par des topiques !

Cette première erreur de M. Alibert fut puissamment secondée par le système de M. Broussais, dont le principe de la localisation des maladies était pour ainsi dire le dogme principal. Ce système a malheureusement dominé les écoles françaises pendant plus de dix ans.

Il était si simple ! Il servait si bien la paresse des

esprits et les lenteurs des intelligences ! Comment, avec la médecine dite physiologique, qui ne reconnaissait d'autres différences dans les maladies que celles de leur siége, et d'autre cause morbifique que l'*irritation*, aurait-on pu admettre que les maladies cutanées pussent avoir leur principe ailleurs que sur le point où les symptômes se manifestent ! M. Alibert, sans s'en douter, avait d'avance et puissamment servi la cause de la médecine physiologique.

Mais cette doctrine sur les maladies cutanées, que la vraie physiologie ainsi que la pathogénie démentaient d'avance, pouvait-elle résister à l'épreuve de la thérapeutique ? Les médecins qui, tels que ceux de l'hôpital Saint-Louis et autres, avaient le plus d'occasions pour observer les maladies cutanées, ne tardèrent pas à reconnaître avec nos devanciers que le principe des maladies de la peau est souvent ailleurs que sur cet organe, et qu'il faut le plus souvent le chercher dans certaines diathèses et dans les dyscrasies des organes le plus profondément situés. Quelques-unes de ces dyscrasies sont souvent, il est vrai, l'effet de la réaction d'une maladie qui n'était que locale à son origine ; bien plus souvent encore la réaction d'une dyscrasie interne a tellement affecté la peau, que les fonctions de celle-ci ne se rétablissent pas, même après la guérison de la dyscrasie. C'est ici que le traitement topique devient véritablement indispensable au rétablissement des fonctions d'un organe qui n'a été cependant que secondairement affecté.

C'est là, Monsieur le Ministre, ce que comprennent

parfaitement aujourd'hui les médecins qui ont convenablement étudié les principes de leur art; il est complétement inutile d'avoir fait ses études pour comprendre que, sous l'action de causes si multipliées, les maladies cutanées doivent être différentes, et que le même médicament ne saurait toutes les guérir. Le soufre, si éminemment approprié aux affections cutanées décidément locales, le soufre qui ramène si bien à la peau les éruptions qui en ont trop promptement disparu, ne peut point être considéré comme le spécifique des maladies cutanées ; le soufre n'est qu'un spécifique d'organe, toutes les fois qu'il ne s'agit pas de pathologie *animée*. Si Votre Excellence a cru que j'ai dit autre chose dans mes lettres précédentes, je me serai mal expliqué, ou je n'aurai pas développé suffisamment ma pensée. Je considère le soufre comme un médicament important dans le traitement des maladies tégumentaires, parce qu'il ramène la circulation sanguine, parce qu'il excite vivement les sécrétions cutanée et pulmonaire, parce qu'il ramène à la surface du corps des éruptions qui en étaient trop promptement disparu.

Mais le soufre ne guérit pas mieux les dyscrasies bilieuses que les dyscrasies chlorotiques, pas mieux les dyscrasies utérines que les dyscrasies spléniques ; le plus souvent même il est sans action contre la dyscrasie scrofuleuse.

Or on sait le rôle que jouent toutes ces dyscrasies dans la formation des maladies de la peau ! C'est contre ces mêmes dyscrasies que les médecins de tous les pays ont conseillé de tout temps les eaux de Vichy.

Vous le savez aussi bien que personne, Monsieur le Ministre, vous qui prenez ces eaux depuis près de vingt ans, et qui y avez vu arriver tant de faces bourgeonnées qui y laissaient leurs boutons.

Si ces malades eussent eu à guérir plus facilement auprès de quelque source simplement sulfureuse, on les y eût envoyés ; ils sont venus à Vichy, parce qu'il s'agissait bien moins d'une affection cutanée proprement dite que d'une dyscrasie des organes abdominaux, de laquelle dépendait l'affection cutanée (1).

On guérit donc certaines maladies cutanées à Vichy avec les moyens dont on a été en possession jusqu'ici. Il ne faut en faire aucun doute. S'il en est ainsi, dira-

---

(1) Maintenant même où cet ensemble de moyens (ceux réclamés pour la source Lucas) nous manque, on voit guérir à Vichy des maladies cutanées qui n'étaient que soulagées auparavant et qui n'avaient pu être guéries auprès des sources sulfureuses les plus renommées. Prunelle a développé avec méthode son plaidoyer avant de rapporter les faits sur lesquels il base son opinion. Son guide sera l'observation, ce *réactif* unique et vrai du médecin praticien, suivant ses propres expressions.

Il faut bien admettre que dans un esprit doué comme le sien l'étude clinique abonde en aperçus utiles.

Dans le chemin parcouru jusqu'ici, l'attention est captivée par cette analyse d'un médicament complexe auquel il compare une eau minérale. Le professeur aux grandes aptitudes se retrouve dans cet exposé savant des principes constituants de l'eau de Vichy. L'excipient est loin d'être un milieu indifférent, il s'anime par ses conditions variables de thermalité. A côté des sels minéralisateurs, principes essentiels, les gaz sont des adjuvants doués de propriétés précieuses ; le rôle de l'acide carbonique est largement conçu et bien interprété. Le soufre, cet élément si utile dans la cause, donne lieu, suivant sa combinaison dominante ou accessoire, à des phénomènes de stimulation du côté de la peau et des poumons. Sa faible proportion dans la source Lucas s'associe à

t-on, qu'a-t-on besoin des eaux Lucas et de l'établissement qu'on demande pour elles ?

Ceux qui feraient cette objection ignoreraient donc

l'acide carbonique qui devient un auxiliaire. Çà et là rayonnent des applications ingénieuses, la pénétration facile de tous les tissus par le soufre explique la prééminence des eaux thermales sulfureuses sur les eaux thermales salines dans le traitement des rhumatismes. L'acide carbonique libre en excès dans l'eau de Vichy corrige les qualités irritantes que conserverait le carbonate de soude à l'état basique, il rend la boisson plus digestive et calme les spasmes nerveux du tube alimentaire, etc.

Nous pouvons rapprocher cette étude des propriétés du soufre par Prunelle, des leçons de M. Bazin sur le même sujet. Lorsque le soufre est mis en contact avec la peau ou les muqueuses, il produit des phénomènes d'irritation locale d'abord, puis générale. Ces propriétés, qui laissent le soufre sans aucune vertu spécifique contre les maladies chroniques, en font un agent très-utile dans un grand nombre d'affections. C'est ainsi que, quoiqu'il ne soit le spécifique ni de la scrofule ni de l'arthritis, il peut néanmoins amener la guérison de certaines manifestations cutanées appartenant à ces deux maladies constitutionnelles. (Ouvrage cité, p. 94.)

Bordeu, dans sa lettre au médecin du roi sur la propriété des Eaux-Bonnes, consacre quelques lignes à leurs *effets sur les dartres :*
« Quoique les dartres de toute espèce ne soient que des ulcères différemment compliqués et multipliés, elles résistent communément aux remèdes ordinaires qui guérissent les autres ulcères : elles cèdent souvent aux Eaux-Bonnes, mais, il faut l'avouer, elles sont sujettes à des récidives, soit que l'humeur ne soit pas épuisée et totalement évacuée par notre remède, soit que la disposition qui entretient les dartres soit organique et demande par conséquent des changements notables et des révolutions dans la machine, comme les vieux ulcères dont je parlais plus haut ; il est sûr néanmoins qu'il n'est point de dartre qui ne soit adoucie par nos eaux, et je ne doute point que si les malades voulaient se résoudre à un certain régime, on ne pût venir à bout de déraciner ces incommodités opiniâtres. Mais j'ai vu ordinairement que tous les sujets *dartreux* sont inquiets, vifs et peu constants dans leurs entreprises, de façon qu'ils s'impatientent souvent trop tôt. J'ai pourtant vu des dartres guéries parfaitement par le moyen de nos eaux. »

le degré d'énergie que le soufre imprime aux médicaments avec lesquels on le combine ; ils ne connaîtraient pas la facilité avec laquelle le soufre pénètre tous les tissus du corps humain : propriété dernière à laquelle sans doute les eaux thermales sulfureuses doivent leur prééminence sur les eaux thermales salines dans le traitement des rhumatismes. C'est cette même propriété qui rend l'emploi des bains sulfureux si utile dans le traitement des exanthèmes chroniques, alors même que ces exanthèmes devraient leur origine et leur persistance à une affection abdominale. Car même dans ces derniers cas, les téguments n'en sont pas moins compromis et leur tissu, lorsque l'exanthème a duré longtemps, a perdu tout son ressort en s'épaississant. Les fonctions de la peau ne se rétablissent alors que sous l'action d'un traitement local énergique ; les bains liquides n'y suffiraient pas ; il faut recourir aux bains de vapeurs hydrosulfureuses pour obtenir une excitation qui puisse modifier suffisamment l'état du derme et y ramener un degré de sensibilité suffisante.

Le traitement externe le mieux approprié se combinant ainsi avec un traitement interne qui a pour résultat d'imprimer la plus grande énergie au système général des forces, les maladies cutanées cèdent plus vite, guérissent plus sûrement lorsque la durée du traitement est suffisante. Maintenant même, où cet ensemble de moyens nous manque, on voit guérir à Vichy des maladies qui n'étaient que soulagées auparavant et qui n'avaient pu être guéries auprès des sources sulfureuses les plus renommées. C'est ce que je crois pouvoir établir par les observations qui vont suivre.

Je suis loin assurément de prétendre que l'on puisse guérir à Vichy toutes les maladies cutanées ; je pense même que lorsque ces maladies seront complétement locales (ce qui est rare à mon avis) ce n'est pas à Vichy qu'il faudra envoyer les malades.

J'ai parlé de l'action que les gaz dégagés de la source Lucas exercent sur la peau, dans l'intérieur même du puits de la source ; j'ai dit que les bains dans la composition desquels cette eau entrait pour une proportion indéterminée excitaient assez vivement les malades qui en avaient fait usage. Il s'agissait d'obtenir des résultats plus précis, en déterminant, autant que possible, les effets du bain d'après le dosage des eaux Lucas. Un réservoir particulier fut donc affecté à ces eaux dans le grand Établissement, et quelques cuves à bains furent mises en communication directe avec ce réservoir. Je fis moi-même un essai en prenant un bain dans lequel l'eau douce était entrée à une assez haute température pour réchauffer suffisamment l'eau Lucas, mais pas en assez grande quantité pour modifier sensiblement l'action de ces eaux.

J'éprouvai une vive démangeaison à la peau, et je fus privé de sommeil pendant deux jours de suite. Mais comme ces effets se produisent souvent avec les bains préparés avec l'eau du puits Quarré chez les malades qui n'ont pas l'habitude des bains minéraux, cette expérience était peu probante.

. Madame la duchesse de... qui prenait les bains de Vichy depuis sept ou huit ans, s'offrit courageusement à expérimenter les eaux de Vichy sur elle-même. Elle prit successivement sept bains avec l'eau Lucas, réchauffée de la manière que j'avais employée pour moi-même et à la température de 32° seulement; la durée de chaque bain fut de 50 à 55 minutes. Les bains ordinaires de Vichy, tant avec les eaux de l'Hôpital qu'avec les eaux du puits Quarré, étaient supportés par madame la duchesse comme des bains d'eau douce ; il n'en fut pas de même des bains Lucas qui décidaient chaque fois un véritable érythème, il est vrai de peu de durée, et qui était suivi de cette sorte d'éruption miliaire que l'on désigne dans les établissements thermaux sous le nom de *poussée.* Cette éruption durait plus longtemps que l'érythème et s'accompagnait d'un prurit très-fatigant. Les derniers bains ayant été mitigés avec moitié d'eau douce, l'effet en fut beaucoup moins prononcé.

Madame la duchesse n'avait jamais eu de maladie cutanée; mais seulement à une certaine époque de l'année une éruption de boutons se faisait au front ; depuis l'emploi des bains Lucas (il y a trois ans) l'éruption n'a pas reparu.

N° 1. Une dame d'Uzez, âgée de soixante ans, avait fait usage dans ses cheveux d'une pommade dont elle ignorait la composition; à la suite de cet emploi, le cuir chevelu s'était tuméfié et couvert de boutons ; puis une éruption dartreuse avec œdème s'était manifestée sur les jambes. L'administration des bains et

des douches d'Aix en Savoie avait supprimé les dartres et l'œdème ; l'état du cuir chevelu n'avait pas
changé et était demeuré le même depuis huit ans, lorsque la malade est venue à Vichy le 20 juillet 1842 ; A
cette époque, les digestions se faisaient bien, excepté
pour certains aliments que l'estomac ne supportait plus
depuis la maladie du cuir chevelu. Cette dame prit
25 bains au grand Établissement, but les eaux de la
Grande-Grille et les eaux Lucas et paraissait complétement guérie au moment de son départ.

N° 2. M. de Bourg portait, lors de son arrivée à
Vichy, le 4 juillet 1846, une éruption prononcée au cuir
chevelu avec une bouffissure de la face qui ne revenait que par intervalle. Les digestions étaient très-pénibles ; la vision altérée, avec une disposition manifeste aux congestions cérébrales. Je traitai le malade
par des bains mi-partie d'eau de la source Lucas et
d'eau douce, il but également les eaux Lucas ; il prit
dix-huit douches ascendantes. A son départ, les fonctions digestives étaient rétablies, la vue avait plus de
force, l'éruption du cuir chevelu était considérable-
ment diminuée et la tendance aux congestions cérébrales ne s'apercevait plus.

N° 3. J'ai traité dans la même année 1846, par les
eaux Lucas données en bains et en douches, une demoiselle de Paris, âgée de dix-neuf ans, jeune et aima-
ble personne qui se serait admirablement portée sans
une affection du cuir chevelu qui était tuméfié et couvert d'une éruption tout à fait analogue à la teigne muqueuse ; la teinte de la peau était légèrement chloro-

tique; la cure de Vichy, continuée pendant trente jours, a fait disparaître le gonflement des lèvres et du cuir chevelu; les croûtes sont tombées sans l'aide d'aucune application.

N° 4. Une demoiselle de Nancy, âgée de vingt et un ans est venue à Vichy le 13 juin 1846, pour y être traitée d'une affection boutonneuse du cuir chevelu, accompagnée d'une bouffissure prononcée aux lèvres et aux paupières, ainsi que d'une goutte rose bien caractérisée. Cette demoiselle, après une cure de 20 bains avec les eaux Lucas et la boisson de huit à dix verres d'eau de la même source, a éprouvé une amélioration considérable de tous les symptômes énumérés et surtout de l'état du cuir chevelu.

J'ai traité en 1847 de la même façon, mais par un traitement un peu plus long, une jeune personne du département de la Côte-d'Or dont la maladie était analogue, mais avec un grand nombre de pustules au visage et au front; le traitement immédiat n'avait pas eu d'abord de grands effets, je viens d'apprendre que la turgescence cutanée était dissipée et que les pustules ne reparaissaient que de loin en loin et beaucoup moins vives.

Les maladies dont il s'agit dans ces quatre observations n'ont pas seulement un siége commun; elles sont en quelque sorte d'une nature identique. Les maladies du cuir chevelu qui ne sont pas dues à une drathèse spécifique dépendent en général de la dyscrasie scrofuleuse; le cuir chevelu dans l'enfance, où la constitution lymphatique est prédominante, devient l'é-

monctoire naturel des maladies de cet âge ; et lorsque
le système lymphatique continue à prédominer, le cuir
chevelu continue aussi à se charger des produits de la
dyscrasie scrofuleuse. Ces états du cuir chevelu s'é-
tendent souvent à la face et y font naître ces pustules
auxquelles on a rendu dans ces derniers temps le nom
d'acné que leur avait donné Seunart.

La pommade, qui chez la malade n° 1 a développé
la maladie du cuir chevelu, et dans la composition de
laquelle devait être entré le mercure, n'a dû agir que
comme cause occasionnelle.

Cette dame avait fait deux cures à Aix en Savoie et
n'en n'avait rien obtenu; voici donc déjà une de ces
maladies cutanées que les eaux sulfureuses les plus
chargées ne guérissent pas et qui a cédé à l'emploi des
eaux de Vichy. C'est que l'élément dominant dans
cette maladie était une faiblesse d'estomac telle qu'aucun aliment n'était supporté; cet état capricieux de
l'estomac indiquait l'emploi des eaux de Vichy ; l'état
du cuir chevelu requérait un médicament qui pût ranimer convenablement les fonctions cutanées: rien
n'eût été mieux indiqué que des eaux chargées d'acide
sulfhydrique; n'ayant pas alors des bains de ce genre
à ma disposition, je me contentai d'administrer l'eau
comme boisson.

La bouffissure, comme intermittente de la face,
signalait la dyscrasie scrofuleuse déjà soupçonnnée
par l'état du cuir chevelu, dyscrasie qui ne pouvait
pas être étrangère aux mouvements congestifs du cerveau. L'état fluxionnaire de la face et du cuir chevelu,

le défaut de réaction des circulations lymphatique et sanguine devaient favoriser encore ces mouvements. Sans contredit, des eaux sulfureuses eussent ranimé les fonctions circulatoires ; mais si la réaction eût été trop vive, les accidents les plus graves en eussent été la conséquence : un médecin prudent ne s'y fût pas exposé. La réaction opérée par les eaux sulfureuses sur le système lymphatique et sanguin n'eût été, d'ailleurs, que momentanée ; on eût toujours eu besoin de le soutenir par un état meilleur des forces, et ces forces ne pouvaient naître qu'en imprimant au système digestif une énergie qui semblait éteinte. J'ai même eu le soin, en administrant les eaux Lucas, de combattre les mouvements congestifs du cerveau par les douches ascendantes ; j'ai choisi ces eaux Lucas pour obtenir une action de plus sur la peau. J'ai trouvé, en outre, l'association du chlorure de sodium au bicarbonate de sodium en quantité suffisante pour impressionner le système lymphatique, en même temps qu'étaient rétablies les fonctions du système digestif. Ainsi les menaces de congestion cérébrale, l'anémie, la dyscrasie lymphatique, l'atonie de l'estomac et des intestins ont trouvé dans les eaux Lucas une combinaison médicamenteuse des mieux indiquées, et que n'eussent pu présenter les eaux sulfureuses si répandues en France et ailleurs.

Cette combinaison a agi encore d'une manière plus prononcée chez les malades des observations nᵒˢ 3 et 4. Chez la malade du nᵒ 3, la teinte chlorotique qui se remarquait n'était-elle pas de la nature de celle qui indique l'emploi des martiaux? L'excessive sensibilité de cette jeune personne semblait les contre-indiquer, même à la dose où le fer existe dans les sources nouvelles que nous ont procurées les forages de Vichy. Quelque faible que soit la proportion d'un principe aussi actif que le fer, la présence de ce métal dans une eau minérale déjà tonique par elle-même est un adjuvant de premier ordre. Les eaux martiales de Spa ne contiennent qu'un centigramme d'oxyde ferrique par litre (1); les eaux de la source Lucas ne contiennent que la moitié de cette dose; les eaux de l'enclos des Célestins et de la promenade de Mesdames en contiennent 28 et 26 milligrammes.

La jeune personne dont je parle à la suite, l'observation n° 4, a pu boire les eaux martiales alcalines de l'enclos des Célestins sans en être irritée. Cette jeune personne, dont les membres avaient été fortement développés par des exercices gymnastiques, n'en était pas moins demeurée très-faible; il s'agissait essentiellement de fortifier chez elle toutes les circulations.

Le caractère décidément lymphatique de l'affection du cuir chevelu se prononçait encore davantage chez la malade n° 4 par les boutons tuberculeux qui faisaient saillie sur la peau. La goutte rose qui accompagnait ces boutons tenait au même principe, et n'était pas de nature à céder à l'emploi d'une eau minérale qui n'eût été que sulfureuse.

(1) Si l'on vérifie la composition des eaux de Spa, au lieu d'un centigramme d'oxyde ferrique, on trouve dans l'analyse du Pouhon, par Plateau : bicarbonate de fer, 0gr0714.

L'usage des médecins allemands qui ont à traiter des maladies telles que celle qui est décrite sous le n° 4 est de faire succéder aux eaux alcalines l'emploi des eaux de Spa, et mieux encore de celles de Pyrmont. J'ai prescrit souvent dans la même intention les eaux de Saint-Alban ou de Pougues, prises au sortir de la cure de Vichy, et, à cet égard, mes prescriptions ont été rarement suivies. C'est que les malades qui arrivent à Vichy s'imaginent y trouver un spécifique convenant à tous les états, à toutes les phases de leur maladie, et renoncent à toute médication lorsque le spécifique ne répond plus aux espérances qu'on leur avait données (1).

Maintenant, les eaux acidules alcalino-martiales que nous ont procurées des puits forés qui nous ont été nuisibles à tant d'autres égards, peuvent remplacer les eaux martiales qu'on ne voulait pas aller chercher ailleurs.

La teigne est une maladie fort commune aux environs de Vichy. J'ai traité tous les ans avec succès et par les eaux Lucas un certain nombre d'éruptions de ce genre, qu'on peut rapporter à la teigne muqueuse. Je me suis refusé à admettre dans nos bains des tei-

---

(1) Les cures thermales successives ou multiples dans la même saison sont peu pratiquées en France. Dans la thérapeutique hydrologique allemande, une cure est fréquemment prescrite comme un remède composé, comme pour une potion on détermine l'agent principal, l'adjuvant et le correctif. Ce renseignement nous a été donné pendant un séjour à Carlsbad. Nous avons quitté cette station avec divers malades qui allaient faire leur seconde cure, l'une à Ems, l'autre à Hangenbad, avant de terminer par le correctif des bains de mer pris à Ostende.

gneux d'une autre espèce ; nos établissements en eussent été compromis. On ne peut traiter des teigneux que dans un établissement tout spécial, où même des baignoires leur seraient réservées, si ce n'est par un motif raisonné de sûreté, tout au moins pour ne pas trop contrarier les préventions du public.

N° 5. Une dame de Lyon, venue à Vichy en 1845, avait eu, dix-huit ans auparavant, à la suite d'une couche, le nez singulièrement tuméfié et coloré en rouge foncé. Cette tumeur diminua ensuite dans les intervalles d'une couche à l'autre, en augmentant toujours à l'époque de la couche. Depuis que cette dame ne faisait plus d'enfants, la tumeur était devenue stationnaire et constituait une difformité pénible à voir. Beaucoup de traitements avaient été employés, même la cautérisation, sans amélioration. Une cure assez énergique faite à Vichy, tant par la boisson que par les bains de la source Lucas, n'a pas eu plus de succès immédiats. Je n'ai pas l'espérance qu'il y ait eu d'effets consécutifs à la cure.

N° 6. J'avais eu plus de succès chez une dame d'Ambert, âgée de 30 ans, qui était venue prendre les eaux de Vichy en juillet 1844.

Cette dame éprouvait depuis longtemps des ardeurs de l'œsophage, suivies de digestions très-pénibles ; le nez était tuméfié et d'un rouge foncé. Cet état du nez, qui était fort gros, avait paru à la suite d'une chute faite par cette dame quinze ans auparavant ; deux fois elle avait eu recours aux eaux d'Aix, en Savoie, et n'avait rien obtenu. Craignant que cette dame ne pût pas supporter tout de suite des bains aussi actifs que les bains Lucas, je commençai par ceux de la source de l'Hôpital, qui furent pris, au nombre de seize, sans aucun effet sensible. J'administrai ensuite les bains Lucas, et, dès le sixième, une amélioration considérable s'était prononcée : le nez n'était plus tuméfié et à peine rouge, il se trouve complétement guéri, de même que l'estomac, après le dix-huitième bain des eaux Lucas. Les ardeurs de l'œsophage n'étaient que calmées, les douches ascendantes avaient même paru les augmenter.

N° 7. Mme X..., de Paris, n'ayant jamais eu d'enfants, quoique avec une menstruation régulière, portait, depuis plusieurs années, une série de boutons très-rouges et très-rapprochés les uns des autres sur toute la région frontale. Cette dame avait été traitée pendant plusieurs années par feu M. Biett, qui l'avait envoyée deux fois aux eaux d'Aix, en Savoie, et avait employé sans succès divers moyens, parmi lesquels on m'a parlé de la salsepareille, prise à haute dose, et de quelques topiques astringents.

Je commençai, en 1846, le traitement de Vichy, par les bains de l'Hôpital ; la malade en prit trente-cinq avec vingt douches ascendantes ; elle but les eaux de la Grande-Grille et les eaux Lucas pendant toute la durée de la cure, et cela sans qu'il se fût manifesté aucun changement sensible ; mais deux mois environ après son retour chez elle, l'éruption frontale s'était singulièrement apaisée. Cette dame est revenue, en 1847, dans un état bien meilleur, et sous le rapport de l'éruption et sous celui des forces. J'ai pu recourir, dès lors, aux bains Lucas ; il en a été administré vingt-huit, et, pour la première fois depuis que cette dame était entrée en traitement, toute éruption a disparu ; seulement les vaisseaux capillaires se congestionnent très-facilement dans les points occupés primitivement par les boutons.

N° 8. Mademoiselle L......, Écossaise, âgée de 20 ans, était irrégulièrement et peu abondamment menstruée. Le nez et la face, depuis trois ou quatre ans, étaient très-rouges, et cette teinte ne diminuait pas pendant l'éruption des menstrues. Cette malade m'avait été adressée d'Édimbourg en 1846 ; je pus la mettre de suite à l'usage des bains de la source Lucas, dont elle prit également les eaux en boisson, de même que celle du puits artésien de l'enclos des Célestins. La cure dura trente-quatre jours, pendant lesquels il fut pris vingt-huit bains ; au départ, la teinte de la face était devenue presque naturelle. Je crois me rappeler que, deux ans plus tôt, cette demoiselle avait pris les eaux d'Aix-la-Chapelle.

N° 9. Mademoiselle R...., de Lyon, fille d'un ancien vétérinaire de l'armée d'Orient, avait toujours de vives coliques aux époques menstruelles ; la face était rouge et habituellement couverte de boutons.

Cette demoiselle, venue à Vichy en 1841 et 1842, n'avait pu y prendre que les bains préparés avec l'eau du grand puits Quarré non mitigée ; elle avait seulement bu les eaux Lucas. La teinte de la face était devenue un peu moins vive ; la menstruation était restée difficile. Je ne sais ce qui s'est passé depuis.

N° 10. Madame la baronne..... avait éprouvé, à diverses époques, des douleurs utérines, à la suite desquelles les digestions étaient devenues très-difficiles, et pour les activer, cette dame recourait au thé, dont elle avait largement abusé. Arrivée à Vichy en 1847, madame..., qui approchait, je pense, de son époque critique, avait la face très-allumée et couverte de boutons proéminents ; les digestions se faisaient mal, il existait une dyspnée fatigante, l'état de la poitrine ne permettait guère de songer de suite aux eaux Lucas : les bains de l'Hôpital furent seuls employés avec la boisson des eaux du Petit-Puits, pendant les douze ou quinze premiers jours ; ensuite les eaux Lucas prirent la place des eaux du Petit-Puits. La cure dura trente jours, après lesquels les digestions se trouvèrent rétablies, la dyspnée diminuée, les boutons disparus, et la teinte de la face se rapprochant de la teinte naturelle.

N° 11. Mademoiselle ...., de Poitiers, âgée de 35 ans, est arrivée à Vichy, le 30 août 1838, portant une goutte rose qui recouvrait à peu près toute la face, avec quelques boutons au front. Cette demoiselle était sujette à des vomissements qui arrivaient plusieurs heures après le repas, souvent le lendemain, et ne reparaissaient, pour ainsi dire, que par accès de quatre en quatre ou de huit en huit jours. Le grand lobe du foie paraissait fortement engorgé, et les éructations acides étaient assez habituelles dans l'intervalle des accès dont il vient d'être question. L'administration

des eaux de Barèges, en 1837, paraissait avoir d'abord
rendu les vomissements moins fréquents ; bientôt ils
étaient revenus à leur état ordinaire. J'administrai les
eaux de la source de l'Hôpital ; la malade y prit trente-
deux bains et y but pendant autant de jours : les vomissements n'avaient pas mis plus d'une semaine à être
calmés ; vers la fin de la cure, les digestions se faisaient
bien et la goutte rose était moins animée. Cette demoiselle est revenue à Vichy en 1839 : les vomissements
n'avaient pas reparu depuis la première cure, l'embonpoint était revenu et le teint s'était beaucoup amélioré. Cette dame fit une cure nouvelle de vingt-six
jours, et depuis je l'ai perdue de vue.

Je cite toutes ces observations, quoique appartenant
à une affection des plus communes, afin de montrer
plus aisément les effets de nos eaux dans le traitement
des diverses espèces de goutte rose ou d'acné admises
par les pathologistes. Les observations des n°s 8 et
10 peuvent être rapportées à l'*acné simplex*, l'observation n° 9 à l'*acné punctata*, l'observation n° 7 à l'*acné
rosacea*, les observations 5 et 6 à l'*acné indurata*. On
comprend que ces distinctions, prises des formes exté-
rieures ou des degrés de la maladie, pourraient être
multipliées à l'infini. Elles fournissent au peintre des
sujets variés pour ses figures ; elles n'indiquent rien
pour la conduite à tenir au médecin praticien. Il n'en
serait pas de même si les distinctions à établir entre
les maladies de la peau étaient tirées de leur étiologie,
on saurait alors déjà une partie de ce qu'il y aurait à
faire lorsqu'on parlerait d'une *acné* hépatique, d'une

acné stomacale, d'une *acné* utérine, d'une *acné* scrofuleuse ; le nom seul de la maladie indiquerait déjà la méthode de traitement à suivre.

Dans les observations que j'ai rapportées, on a vu que l'affection cutanée était dans les n°° 6 et 11 sous la dépendance d'une gastralgie; que le principe de l'affection existait dans l'utérus et dans l'estomac, chez la malade qui fait le sujet du n° 10 ; que de simples vices de la menstruation entretenaient la maladie tégumentaire chez les malades des n°° 8 et 9, et qu'enfin la maladie du n° 5 tenait évidemment à une affection scrofuleuse. On a vu que chez les malades des n°° 5, 6, 7, 8 et 11, les eaux sulfureuses d'Aix, en Savoie, d'Aix-la-Chapelle, de Barèges avaient été employées sans succès, et qu'à l'exception du n° 5, tous ces malades ont éprouvé au moins une grande amélioration de l'emploi des eaux de Vichy, ce qui n'eût pas eu lieu si le soufre eût été réellement le spécifique des maladies cutanées, car les eaux de Vichy qui ont été mises en usage ne le contiennent qu'en quantité minime. Mais nous avons eu à Vichy l'avantage de réunir le traitement interne, qui paraissait devoir être le principal, au traitement externe, qui n'a pu agir que faiblement, tandis que partout ailleurs on avait pu faire agir les douches de vapeur concurremment avec le bain liquide.

Dans les affections cutanées les plus bénignes, le traitement local le plus actif ne suffit donc pas à la guérison; ce traitement doit être combiné avec le traitement interne qui, à son tour, ne réussit pas ou ne

réussit qu'incomplétement dans les cas où, comme dans
ce malade du n° 5, il eût été nécessaire de modifier
l'état de la peau par une excitation des plus éner-
giques.

N° 13. La sœur ...., de Verrières (Loire), portait, en 1836, des taches hépatiques fort larges qui
s'étendaient surtout sur le côté droit, depuis les dernières fausses côtes jusqu'à l'arcade du menton ; ces
taches étaient légèrement douloureuses du côté gauche
sous une légère pression ; les digestions se faisaient
facilement. Il n'y avait jamais eu d'hépatitis assez prononcé pour qu'on s'en fût aperçu. Après une cure de
vingt-cinq jours avec les bains de la source du puits
Quarré et la boisson des eaux de la source Lucas, toutes
les taches étaient dissipées ; elles n'avaient pas reparu
en 1838, où la sœur .... revint à Vichy avec une
migraine presque continue et une gastralgie très-pro-
noncée. Une cure de vingt-deux jours dissipa ces nouveaux symptômes.

N° 14. Madame......, de Thysy, âgée de 28 ans, souffrait de douleurs d'estomac et se plaignait de leucorrhée.
Des taches hépatiques lui couvraient le cou, les épaules
et la poitrine ; il n'y avait jamais eu d'ictère ; le foie ne
paraissait pas engorgé. Une première cure de 24 jours
par les bains et la boisson de l'eau Lucas supprima la
leucorrhée, les taches persistaient encore en 1843, où
cette dame fit une nouvelle cure de 25 jours à la suite
de laquelle cette sorte de vitiligo avait entièrement disparu. Ces taches sont nommées hépatiques, quoique le
plus souvent elles dépendent de toute autre cause que

d'une maladie du foie, et c'est le cas des observations 13 et 14. Dans la première, il n'y avait même pas eu d'affection des voies digestives; dans l'observation n⁰ 14, les taches se compliquaient d'une leucorrhée fatigante et le foie ne paraissait pas avoir été affecté davantage. Dans l'un et l'autre cas, on pouvait attribuer cette éruption à un embarras dans la circulation de la veine porte, embarras qui paraît la cause de cet exanthème chronique chez les femmes enceintes, où il est fréquent. Évidemment dans l'un et l'autre de ces cas, l'acide sulfhydrique de l'eau Lucas a dû contribuer à ramener plus promptement la circulation abdominale.

N° 15. Madame..., de Bordeaux, d'une constitution robuste et pléthorique, porte depuis longtemps au-dessous de l'œil gauche un petit bouton de nature évidemment dartreuse. Cette dame a pris plusieurs fois les eaux de Barèges et de Cauterets dans la vue de guérir le bouton; elle n'en a rien obtenu. Venue à Vichy en 1849, cette dame a pris 32 bains Lucas, bu les eaux de la même source pendant 36 jours, et, pour la première fois, elle a vu tomber le bouton, fort insignifiant à mon avis, mais dont l'existence lui donnait de l'inquiétude. La peau est restée rouge dans le point qu'il occupait.

N° 16. Madame..., de Paris, avait la face et les lèvres gonflées avant son mariage, en même temps qu'une éruption de nature herpétique qui avait été combattue par les eaux de Gréoulx et par les bains de Barèges artificiels. Plusieurs années après la sup-

pression de cette éruption, le ventre s'était ballonné
et les digestions étaient devenues très-pénibles ; l'éruption dartreuse elle-même avait reparu depuis deux ans,
mais en moindre quantité, sur le cou, sur les bras sous
la forme furfuracée, et autour des seins sous la forme
miliaire. Je commençai la cure par 28 bains du grand
Établissement ; ces bains parurent être à peu près sans
effet ; je recourus alors aux bains Lucas qui furent pris
au nombre de seize ; ces derniers bains ne tardèrent pas
à pousser vivement à la peau. Tous les accidents abdominaux furent dissipés et l'éruption perdit son caractère
prurigineux ; les pustules des seins furent remplacées
par une simple desquamation de l'épiderme et cette desquamation fut beaucoup moins prononcée vers le cou.

N° 17. La sœur..., de la charité de Nevers portait
depuis longtemps sur la face une dartre furfuracée
assez étendue. Une toux fréquente était survenue depuis l'éruption de la dartre. Cette religieuse vint à
Vichy en 1833 et fut une des premières personnes sur
lesquelles je cherchai à vérifier la réputation populaire
des eaux Lucas. Elle en but de 5 à 8 verres pendant
vingt-quatre jours consécutifs, et le troisième jour la
toux était devenue plus fatigante, ce qui n'empêcha
pas de poursuivre la cure au delà du vingt-quatrième
jour. Le prurit dartreux avait disparu dès le seizième
jour et à l'époque du départ, l'éruption elle-même était
peu sensible ; je ne sais ce qui s'est passé depuis. Cette
malade n'avait pas fait usage des bains.

N° 18. M. D..., négociant à Toulouse, avait souf-
fert pendant longtemps d'une miliaire qui s'était con-

vertie en catarrhe vésical. Ce catarrhe avait cédé à l'administration des eaux de Luchon répétée pendant deux ans de suite ; le catarrhe guéri, le malade avait éprouvé des accidents cardialgiques très-fréquents et fini par tomber dans un état d'hypocondriacisme des plus prononcés ; le foie s'était également engorgé. C'est dans cette position que M. D... est venu à Vichy en 1844 ; il n'y avait plus d'affection cutanée sensible, mais un prurit fatigant aux bras et à la marge de l'anus. Les bains et la boisson de l'eau Lucas continués pendant un mois ont dissipé tous les accidents, même le prurit.

N° 19. M. le docteur Gibert, de l'hôpital Saint-Louis de Paris, m'a adressé cette année (1847) une mentagre datant de plus de vingt ans et ayant résisté jusque-là à tous les traitements employés et qui ont été nombreux. Lorsque j'ai vu le malade le 9 juillet, l'éruption couvrait tout le menton ainsi que la lèvre supérieure ; depuis longtemps le malade ne se rasait plus ; l'irritabilité des voies digestives était excessive et la sensibilité générale très-exaltée ; le malade avait éprouvé à diverses époques quelques mouvements obscurs de goutte. Il a pris à Vichy 43 bains avec l'eau Lucas, 18 douches ascendantes avec l'eau de l'Hôpital, et bu pendant 45 jours de 4 à 12 verres d'eau Lucas. Au départ, les fonctions digestives sont parfaites et il ne reste plus que de légères traces de la mentagre ; le malade dit n'avoir jamais été aussi bien depuis l'entier développement de la maladie.

Le bouton dartreux de l'observation n° 15 apparte-

nait à l'espèce de dartres que l'on a nommée furfuracée
et qui est de toutes la plus bénigne. Quelle n'a pas été
néanmoins la persistance du bouton ! Peut-on d'après
cela considérer l'affection comme simplement locale, surtout après l'avoir vu résister à plusieurs cures entreprises dans les Pyrénées.

La maladie a disparu à Vichy où les eaux employées
réunirent des vertus altérantes aux propriétés diaphorétiques du soufre. Il est vraisemblable que sans cette
réunion, dans laquelle il a fallu même que les propriétés
altérantes dominassent les propriétés stimulantes du
souffre, le bouton ne serait pas tombé. Reste à savoir
s'il ne reparaîtra pas de nouveau. Lorsqu'une éruption
dartreuse a duré longtemps, il est rare de la voir disparaître pour toujours.

Il importait, peu à mon avis, que l'éruption affectât
deux formes différentes chez la malade qui fait le sujet
de l'observation n° 16. Cette éruption était évidemment
de nature scrofuleuse et avait servi d'émonctoire à
cette diathèse. Aussi la suppression de l'éruption avait-
elle amené le ballonnement de l'abdomen et rendu les
fonctions de l'instestin très-difficiles. Ce ballonnement
était évidemment dû à des embarras dans les ganglions
mésentériques, embarras qui altéraient eux-mêmes les
fonctions nutritives. Dans un cas de ce genre, la première indication à remplir paraissait être de ranimer
les fonctions. Je prescrivis les bains et les eaux du
grand puits Quarré et n'obtins à peu près rien. C'est
qu'avant tout il fallait commencer par imprimer aux
circulations abdominales une activité plus grande et

ramener à l'extérieur du corps une éruption dont la cause matérielle agissait nécessairement sur les ganglions mésentériques. C'est ce que les bains Lucas exécutèrent à merveille ; ceux du grand Établissement, dépourvus d'acide sulfhydrique, avaient été sans action ; les eaux Lucas après un trajet de 150 mètres contenaient encore assez de soufre pour rétablir les fonctions tégumentaires et circulatoires. J'avais engagé la malade à faire une seconde cure à Vichy ; elle n'y est pas revenue, et je l'ai complétement perdue de vue. C'est surtout dans les affections cutanées qu'il convient de renouveler les traitements par les eaux minérales ; l'irritation des téguments a souvent disparu sans que la cause interne qui a produit cette irritation ait cessé de subsister. La cure de cette irritation doit être graduelle ; les effets en sont souvent imperceptibles ; le médicament n'agit plus sur un organe particulier dont les réactions sont immédiatement aperçues : il affecte l'ensemble du système, et les résultats de la cure arrivent souvent longtemps après qu'elle a été terminée.

L'observation n° 17 offre l'exemple d'une dartre guérie par la boisson seule des eaux de la source Lucas. Je dois dire que ces cures que j'ai tentées souvent en 1833, 1834 et 1835 ont eu rarement ce succès. J'avais même essayé en 1836 l'action des bains Lucas dans une de ces maladies cutanées si communes chez les chiens, et j'avais rencontré dans un de ces animaux, appartenant à une dame anglaise, une docilité remarquable ; chaque jour le valet de chambre conduisait le chien dans la vasque qui existait alors au devant de la source ; l'animal y entrait sans difficulté, y passait une heure, jusqu'à deux heures même, à moins que le domestique qui l'avait amené ne s'éloignât. L'effet de ces bains continués ainsi pendant environ un mois a été complétement nul.

On a déjà vu dans l'observation n° 16 les effets de la suppression d'une éruption herpétique. L'observation n° 18 en présente de bien autrement remarquables et qui se montrent assez fréquemment à un degré bien autrement prononcé ! Nous voyons en outre chaque jour des céphalées, des apoplexies, des phthisies, des palpitations de cœur, des engorgements lymphatiques, des catarrhes utérins et vésicaux qui ne sont dus qu'à la suppression intempestive d'une affection herpétique. Je ne puis pas admettre qu'il ne s'agisse ici que du déplacement d'une simple irritation ; les accidents cessent-ils sous l'action d'une saignée ou d'un révulsif ordinaire? Il existe véritablement, dans tous ces cas, rétrocession ou métastase d'un vice spécifique et la rétrocession doit être traitée en conséquence.

Chez le malade de l'observation n° 18, le soufre, administré à la dose où il existe ordinairement dans les eaux dites sulfureuses, eût pu aggraver des accidents qu'il avait décidés une première fois. Quelque bien indiqué que fût le soufre pour favoriser la diaphorèse, il ne pouvait être donné qu'à doses minimes et combiné avec des principes capables d'imprimer aux organes digestifs une réaction vigoureuse. Des eaux telles que celles de la source Lucas et de Renndorf en Allemagne remplissaient parfaitement cette indication.

L'affection dartreuse qui a décidé la mentagre de l'observation n° 19, quoique squameuse et furfuracée, ne peut guère, en raison de sa persistance, être rapportée qu'aux dartres serpigineuses ou pustuleuses. Le fait est que la dartre sous cette forme est d'une guérison extrêmement difficile et qu'elle ne cède pas à un simple traitement externe.

Dire qu'une affection de ce genre se forme dans le tissu de la peau sans aucune altération primitive du sang me paraît démenti par l'observation pathologique aussi bien que par l'observation thérapeutique. Sans doute le traitement de la mentagre dont il est ici question demandait de rétablir les fonctions sécrétoires de la peau et indiquait en cónséquence l'emploi du soufre, mais combien de fois n'avait-on pas déjà eu recours à cette méthode toujours indiquée par la nécessité d'une dépuration cutanée? La dépuration par les urines n'était pas·moins nécessaire, l'irritabilité excessive des voies digestives demandait à être calmée, la mobilité de tout le système sensitif réclamait l'emploi des toniques; le principe arthritique lui-mème, qui pouvait bien être entré pour sa part dans le développement de l'exanthème, appelait les diaphorétiques. Il ne suffisait pas de remplir ces indications les unes après les autres, on s'exposait de cette façon à exalter les divers éléments de la maladie. Plusieurs indications devaient être remplies à la fois; les eaux Lucas tant en bains qu'en boissons en fournissaient le moyen : la température de l'eau, les gaz acide carbonique et sulfhydrique qu'elle contenait, devaient amener la diaphorèse ; le gaz acide carbonique renfermé dans la boisson remplissait l'office de diurétique et de calmant, ce calmant faisait supporter les principes toniques de l'eau de Vichy et la mobilité nerveuse était réprimée à son tour.

Nº 20. Madame..., de Saint-Gérand-le-Puy, avait les mains couvertes d'un eczéma avec prurit douloureux. Cette éruption se montrait par accès, et celui de l'hiver durait six mois entiers, gonflant les mains et les couvrant d'écailles épaisses au point de ne pouvoir presque plus plier les doigts. Le 23 mai 1847, j'ai vu la malade dans cette situation ; elle a pris 20 bains avec les eaux de la source Lucas et bu chaque jour de 8 à 10 verres des eaux de la même source ; l'eczéma a disparu, les mains sont devenues flexibles ; il reste à constater l'état où elles se trouveront l'hiver prochain. Une sœur de cette dame, atteinte de la même maladie, n'a jamais pu en être guérie.

Nº 21. Madame..., de Melun, se plaignait depuis plusieurs années d'une difficulté extrême dans ses digestions ; à cet état, entretenu selon toute apparence par un engorgement très-étendu du foie, était venu se joindre un eczéma aux oreilles, lequel s'exaspérait vivement aux époques menstruelles. Cette dame, arrivée à Vichy le 14 juin 1847; a été mise d'abord à l'usage des bains de l'Hôpital et de la boisson des eaux de la même source. L'irritabilité extrême de la malade prescrivait de commencer le traitement de la manière la plus modérée ; une fièvre continue n'en a pas moins paru au bout de 8 jours et cette fièvre a duré tout autant; alors l'engorgement du foie s'est trouvé singulièrement réduit quoique le traitement thermal eût été suspendu pendant toute la durée de la fièvre. Puis ce même traitement a été repris et continué encore pendant 30 jours, au bout desquels l'eczéma avait disparu sans que l'époque menstruelle, qui avait eu lieu pendant le séjour à Vichy, l'eût rappelé. L'eczéma, si je ne me trompe, avait plus souvent le caractère d'une maladie idiopathique de la peau. S'il n'en était pas ainsi, on concevrait peu qu'un eczéma aussi prononcé que celui de la 20ᵉ observation se soit guéri avec une telle promptitude.

L'eczéma de la 21ᵉ observation n'avait de cette maladie que la forme extérieure; il se liait à l'état de la menstruation, ainsi qu'à une maladie de foie et devait en dépendre. Cet eczéma a disparu sous la dépuration provoquée par l'excitation fébrile.

J'ai déjà dit que j'avais guéri des gales par l'usage seul de quelques bains Lucas. C'était bien la gale vraie la gale contractée par contagion. Sept ou huit bains suffisent pour une cure complète. Un malade guéri cette année, et qui n'avait cependant la gale que depuis environ un mois, a éprouvé un mois environ après la guérison un œdème phlegmoneux sur les pieds et les jambes; l'administration intérieure des eaux eût peut-être prévenu cet accident.

J'emploie également les eaux de Vichy et surtout les eaux Lucas dans le traitement des taches que les anciennes syphilis laissent sur la peau après même la disparition du virus. Ce n'est pas que je m'imagine guérir la syphilis avec les eaux de Vichy sous quelque forme

que la maladie se présente. Lorsqu'elle est à l'état
latent, les eaux Lucas la signalent par le développement
de quelques symptômes évidemment syphilitiques.
Cette propriété que Fantoni a été le premier, je crois,
à observer dans les eaux d'Aix en Savoie, me parait
appartenir essentiellement aux eaux sulfureuses, quoiqu'on l'ait observée dans les établissements où les eaux
salines sont administrées à une haute température. Les
eaux Lucas, qui poussent plus vivement à la peau que
les autres sources de Vichy, ont également une action
plus efficace dans les affections qui dépendent d'un
usage trop prolongé des préparations mercurielles, de
même que dans ces pseudo-syphilis où ces mêmes
préparations, loin de calmer les symptômes, ne font
au contraire que les aggraver.

N° 22. M....., de Paris, était tourmenté depuis
plusieurs années par une céphalée, ainsi que par des
digestions pénibles. Un pemphigus chronique dont les
accès se répétaient fréquemment était encore venu se
joindre à ses souffrances, lorsque M... vint à Vichy
en 1845. Il prit 22 bains avec les eaux de la source
Lucas et j'y ajoutai dix douches ascendantes dans la
vue de décharger le cerveau; les eaux des sources
Lucas et de la Grille furent bues alternativement pendant vingt-quatre jours. Tous les accidents disparu-
rent. J'ai revu ce malade en 1847 : le pemphigus
n'avait pas reparu, la céphalée était moins fatigante,
les digestions étaient toujours pénibles; une cure nouvelle de vingt jours s'est faite, j'en ignore les résultats.

N° 23. Madame..., du Puy, à la suite d'un empoisonnement par des champignons, était demeurée sujette à des douleurs d'estomac et à une dyspnée telle qu'elle ne pouvait monter un escalier. Cette dyspnée avait été calmée par une urticaire chronique survenue pendant l'hiver de 1846; mais cette urticaire la fatiguait beaucoup. Madame... arriva à Vichy le 30 juin de la même année ; j'essayai les bains qui ne purent pas être supportés; la boisson des eaux Lucas alternées avec celles de l'Hôpital fut continuée pendant plus de 30 jours, à doses réfractées d'abord, ensuite à la dose de huit verres. Les maux d'estomac commencèrent par disparaître insensiblement; il n'y eut plus de dyspnée, et l'éruption avec toutes ses conséquences était entièrement supprimée plusieurs jours avant le départ.

N° 24. Madame..., de Brugeat (Allier), souffrait de crampes de l'estomac, auxquelles était venu se joindre une urticaire qui paraissait périodiquement à une heure de l'après-midi avant les époques menstruelles et se prolongeait jusqu'à une heure du matin ; il y en avait toujours trois ou quatre accès. Cette dame prit vingt bains Lucas, les accès ne parurent pas de quelques mois ; elle continuait à en éprouver en 1847, mais ces accès étaient beaucoup plus faibles. Trente bains Lucas parurent améliorer cet état.

N° 25. J'ai guéri en 1845, par les eaux Lucas, une urticaire chronique qui revenait tous les jours depuis 1840 par accès qui duraient de une à deux heures ; le malade éprouvait parfois d'assez vives douleurs de vessie. Je n'ai pas retrouvé les notes que j'avais prises sur l'histoire de cette maladie.

N° 26. Madame la comtesse de..., de Paris, me fut adressée en 1844 par M. le docteur Rayer qui depuis quelque temps traitait cette dame d'une urticaire chronique. Cette maladie s'était déclarée sans avoir été précédée d'aucun symptôme d'affection de la peau, non plus que des organes digestifs. Les accès revenaient tous les jours et duraient de 7 à 8 heures, avec chaleur mordicante et élévation du pouls. Pendant l'accès, des tumeurs larges, rugueuses et d'un rouge obscur couvraient successivement les cuisses, le bas-ventre, la poitrine, le front, sans jamais se montrer aux joues qui conservaient toujours leur teinte naturelle. L'accès terminé, la peau reprenait partout son velouté et à peu près sa teinte ordinaire. Cette dame avait pris à Paris des bains d'eaux minérales artificielles. Je crois que ce sont ceux de Barèges; je la dirigeai plusieurs fois. Je la mis à la boisson de l'eau Lucas; les bains furent composés de même; elle en prit vingt-cinq de suite avec l'eau Lucas à peu près pure. Les accès sans avoir cessé étaient beaucoup moins fatigants; mais dès l'arrivée à Clermont, au retour de Vichy, les accès d'urticaire reparurent comme avant la cure et continuèrent ainsi pendant plus d'un mois, pour ne se montrer que de temps en temps.

En 1845 ces accès étaient peu sensibles; trente bains Lucas les supprimèrent complétement.

N° 27. B..., frère mariste du Donjon venu à Vichy

en 1844, souffrait depuis plusieurs années de cardialgie, et depuis quatre ou cinq ans cette cardialgie se
compliquait d'une urticaire avec boutons d'un rouge
obscur et prurit très-pénible, qui occupaient tout le tronc
et les bras. L'urticaire reparaissait par accès fréquents,
mais irréguliers. Vingt-sept bains Lucas, vingt douches
ascendantes, une boisson de quatre à douze verres par
jour aux sources Lucas et de la Grande-Grille ont éloi-
gné et affaibli des accès qui, au départ, ne se mani-
festaient plus que par quelques boutons, sans démangeaison aucune.

Le pemphigus et l'urticaire chroniques ont beaucoup d'analogie, tant sous le rapport de leur cause et
sous celui de la nature des douleurs, que sous celui des
difficultés de la guérison. Le pemphigus chronique
est à mon avis une maladie fort commune dans le centre et dans le nord de la France ; j'ai vu plus rarement
l'urticaire et je ne crois pas en avoir observé d'autres
à Vichy que celles dont je viens de donner l'histoire.
L'urticaire décrite sous le n° 23 était la crise d'une
dyspnée, et la dyspnée elle-même était venue à la suite
d'un empoisonnement par les champignons. Les eaux
de Vichy ont évidemment agi dans ce cas sur les fonctions digestives altérées par l'empoisonnement.

L'urticaire de l'observation n° 24 était sous l'influence
d'un travail de menstruation et eût cédé, selon toute
apparence, à tout traitement qui eût facilité ce travail.
Les urticaires mentionnées aux n° 25 et 27 tenaient évidemment à une dyscrasie de l'estomac. Toutes ces maladies étaient véritablement symptomatiques et devaient

être traitées comme telles. Il n'en n'était pas de même pour l'urticaire décrite au n° 26. Celle-ci paraissait avoir quelque chose d'idiopathique ; la fièvre concomitante des accès était consécutive à l'éruption ; celle-ci après l'accès se dissipait de façon à laisser la peau très-nette ; le principe de l'affection, au lieu de résider dans les téguments, devait tenir à une dyscrasie du système sanguin dont les accès d'urticaire étaient la crise.

Vraisemblablement, les eaux sulfureuses naturelles n'eussent pas mieux réussi que les eaux sulfureuses artificielles. Leur activité trop grande en aggravant les symptômes eût rendu les crises trop violentes ; le dégagement même d'une portion du gaz acide sulfhydrique contenu dans ces eaux eût pu ne pas suffire pour les modérer convenablement. Dans ce cas, d'ailleurs, l'action diaphorétique et stimulante de ces eaux eût été impuissante pour corriger une dyscrasie aussi prononcée ; il ne suffisait pas d'évacuer les produits de cette dyscrasie ; une modification profonde dans les actes assimilateurs devenait nécessaire ; l'eau de Vichy a agi plutôt à titre d'altérant que comme simple évacuant ; la dyscrasie lymphatique et sanguine devait d'abord disparaître : ce qui ne pouvait avoir lieu que par le rétablissement des fonctions du système nerveux.

N° 28. M. G..., fabricant de suif, à Carpentras, d'une constitution vigoureuse et comme athlétique, était sujet à de fréquentes épistaxis qui s'étaient supprimées, lorsqu'il fut atteint en 1842 de mouvements fébriles très-prononcés qui durèrent de 12 à 15 jours et reparurent ensuite régulièrement tous les six mois ; alors l'haleine était fétide, des taches couvraient les articulations principales en même temps que des tubercules prurigineux couvraient tout l'abdomen. Ces tubercules ou boutons s'élevaient de un à deux centimètres au-dessus de la peau à la manière des boutons pemphigoïdes, sur une base plus large et avec une couleur rouge intense et le prurit de l'urticaire. Ces boutons venaient rapidement à suppuration, persistaient pendant des mois entiers après la fièvre terminée en décidant toujours un prurit des plus pénibles. J'ai vu ce malade à Vichy le 5 août 1847 au déclin d'un accès ; il fut mis à l'usage des bains et de la boisson Lucas dès le lendemain ; toutes les taches avaient disparu le 18. Il restait encore autour du nombril 6 à 7 boutons furonculoïdes qui ont fini par disparaître eux-mêmes et le malade, après une cure de vingt-six bains, s'est trouvé dans un état de santé telle qu'il n'en avait pas éprouvé depuis quatre ans.

N° 29. M. A..., tanneur à Angers, était devenu sujet à des rhumatismes pendant l'exercice de sa profession qu'il a exercée d'abord comme ouvrier, ensuite comme chef, n'abandonnant jamais la surveillance de ses ateliers. En novembre 1843, il éprouva de vives douleurs au talon qui l'empêchèrent de marcher, mais qui n'amenèrent aucun gonflement ; peu de jours après, il éprouva dans les mains une démangeaison assez vive ; quinze jours plus tard, tout le corps était couvert de tubercules qui semblaient prendre leur origine dans le tissu cellulaire sous-cutané; le prurit était extrème dans ces tubercules et des sortes de crampes se faisaient sentir dans le bas-ventre en s'étendant aux cuisses, aux bras et au col. Cette éruption dura 7 à 8 jours sans aucun ressentiment de fièvre. La mème éruption reparut en mars 1844, par accès quotidiens, mais sans demangeaison; les accès furent supprimés par le quinquina, mais pour deux jours seulement. L'éruption parut céder en juillet pendant un voyage que le malade fit à Paris, à l'exception néanmoins d'une tumeur de la grosseur à peu près du pouce et de 5 à 6 pouces de long qui restait à l'une des fesses; pareille tumeur existait à l'une des jambes; bientôt il s'en forma une nouvelle à l'extrémité du menton qui se trouvait plus long de 2 ou 3 pouces à l'arrivée du malade à Vichy. Dans ce même moment, le nez et les joues prirent également des tumeurs qui rendaient la figure extrêmement difforme. En même temps les digestions étaient difficiles et les mouvements des bras et des jambes s'exécutaient péniblement. Les bains Lucas furent administrés, la boisson de ces mèmes eaux fut poussée jusqu'à dix verres. Il y eut ceci de remarquable, c'est que pendant la durée du bain, les tumeurs diminuaient sensiblement; après trente-six bains elles avaient à peu près disparu. Au départ du malade il ne restait plus que le rudiment de la tumeur de la fesse, celle du menton avait disparu de la manière la plus complète; les digestions s'étaient complétement rétablies.

N° 30. G. C....., de Cusset, manouvrier, ayant l'habitude des liqueurs fortes, à la suite d'une immersion dans un étang glacé, en 1834, avait commencé par éprouver des crampes douloureuses qui s'étendaient depuis la pointe des pieds jusqu'à la hauteur des hanches ; à la suite de ces crampes, le tissu cellulaire s'était endurci et l'endurcissement avait gagné le tissu cellulaire sous-cutané abdominal jusqu'au nombril ; les bourses étaient également tuméfiées et très-dures ; la peau des pieds et des jambes présentait des tubercules recouverts de croûtes raboteuses et comme calleuses, d'un blanc grisâtre.

Tel était l'état dans lequel se trouvait le malade lorsqu'il entra à l'hôpital, le 1er août 1835. Il fut mis à l'usage des bains et des douches du grand Établissement ; les douches ne purent être supportées qu'au nombre de quatre ou cinq, il prit une quinzaine de bains alternés avec des purgatifs, qui décidèrent une diarrhée à la suite de laquelle l'engorgement cellulaire parut se résoudre d'une manière assez notable. La cure fut continuée en 1836, et le malade fit deux saisons, chacune de trente jours. Je donnai peu de bains dans la première ; mais vingt-sept douches à percussion furent administrées, et, chaque soir, les parties les plus dures étaient recouvertes d'un cataplasme composé avec les boues de l'Hôpital, qui parurent activer beaucoup la résolution.

Dans la seconde cure, vingt-cinq douches furent administrées ; les boues et la boisson continuées. Pendant toute la durée de la maladie, il y avait eu de fortes palpitations, des lypothymies, etc.

N° 31. Madame M..., de Lyon, âgée de 45 ans,

était, en 1836, d'un embonpoint excessif, avec un engorgement très-volumineux du foie. Des éructations acides fatiguaient beaucoup ; les pieds étaient gonflés, durs et se trouvaient avoir éprouvé une véritable dégénérescence éléphantiaque. Je mis la malade à l'usage de la magnésie, qui fit cesser les éructations ; je fis prendre vingt-quatre bains et administrer vingt douches, boire l'eau de la Grande-Grille et l'eau Lucas, alternativement, à la dose de six à dix verres ; la malade se trouva beaucoup mieux de toutes façons ; c'était la seconde cure qu'elle faisait à Vichy. Je ne sais si elle y est revenue.

N° 32. Cette même affection éléphantiaque s'est présentée sous forme d'ichtyose aux jambes, et notamment, en 1847, chez un habitant de Roanne qui avait pris vainement les eaux d'Aix, en Savoie, pendant plusieurs années. Les eaux Lucas, en bains et en boisson, ont produit un effet plus marqué, pas assez prononcé cependant pour promettre une guérison.

Ces cinq observations se rapportent évidemment à cette maladie du tissu cellulaire sous-cutané qu'on a nommé lèpre et éléphantiasis.

Chez les deux premiers malades, qui vivaient dans une atmosphère chargée de vapeurs grasses et infectes, les fonctions excrétoires de la peau avaient éprouvé une forte perversion ; cette perversion se remarque même à un moindre degré chez les tailleurs et chez tous les ouvriers qui travaillent les laines grasses. Le malade de l'observation n° 30 avait l'habitude de pêcher en se jetant à l'eau, l'hiver comme l'été ; la malade

n° 31 habitait une rue étroite et un magasin naturellement humide ; le malade n° 32 était sujet à un œdème
phlegmoneux des jambes : le tissu cellulaire s'était
endurci, la peau s'était gercée, l'épiderme, épaissi, se
soulevait et tombait par écailles assez larges pour
que j'aie cru pouvoir donner à cette maladie le nom
d'ichtyose.

On a vu que l'éruption ne se faisait pas de la même
façon chez tous ces malades. Elle avait lieu par accès
de douze à quinze jours chez le premier, suivis de longs
intervalles ; chez le second, les accès étaient quotidiens.

Dans l'un et dans l'autre cas, l'éruption consistait en
boutons prurigineux, qui venaient à suppuration dans
le premier, et qui n'abcédaient point dans le second,
où des *vari* de dimension extraordinaire s'étaient formées au menton et à l'une des fesses. C'est là l'éléphantiasis des Arabes, décrit pour la première fois par
Rhazès. Le malade n° 30 fournit l'exemple d'un éléphantiasis squameux déjà très-avancé, tandis qu'il
est pour ainsi dire à son début dans le n° 31, et beaucoup plus superficiel dans le n° 32, où il prend la forme
d'ichtyose. Ces trois observations se rapportent à la
lèpre décrite par les médecins grecs. J'ai employé,
chez le malade n° 30, des cataplasmes de boues minérales, et il m'est arrivé de m'en servir une autre fois,
avec succès également, sur les pieds *eléphantiaques*
d'un jeune créole de Cayenne, dont je ne retrouve plus
l'observation. Ces boues sont formées par des dépôts
de barégine qui étaient très-considérables avant que

le bassin fût couvert; ne pouvent obtenir ces boues
qu'en vidant le bassin, il devenait difficile de s'en pro-
curer, et la difficulté serait bien plus grande encore
aujourd'hui.

De ces cinq malades, les trois, à mon avis, qui
étaient dans l'état le plus grave peuvent être considérés comme ayant été guéris; l'état des deux autres
n'a été qu'amélioré. Ces guérisons se rencontrent aussi
dans les établissements thermaux à eaux simplement
sulfureuses. Je crois même que les eaux qui ne le sont
pas du tout n'auraient pas la même action. La peau a
été si profondément atteinte dans l'éléphantiasis, qu'il
serait impossible, à mon avis, de la ramener à l'état
normal, si elle n'était vivement stimulée à la surface,
après avoir reçu un premier degré d'excitation de la
boisson de ces mêmes eaux; il est vrai que cette stimulation n'a pas suffi chez le malade du n° 32, et que,
selon moi, elle eût été bien plus insuffisante encore
chez les malades n°ˢ 28 et 29.

Ces observations dernières, quoi qu'il en soit, prou-
vent sans réplique que les maladies cutanées les plus
graves peuvent être guéries à Vichy. Ainsi, ce n'est
pas sur des *aperçus et des considérations vagues* que
j'ai attribué aux eaux de la source Lucas des propriétés
spéciales dans le traitement des maladies cutanées.

Votre Excellence voudra bien remarquer que plusieurs de ces observations se rattachent aux formes les
plus graves et les plus rarement curables de ces maladies, à la lèpre elle-même. Cependant les eaux Lucas,
à l'exception de celles qui ont été prises en boisson,

n'ont été employées en bains qu'après avoir été élevées par une pompe, qu'après avoir parcouru un trajet d'environ 150 mètres et séjourné plus ou moins longtemps dans un bassin de recette avant de passer dans les baignoires.

Ce mouvement, de même que la réfrigération subséquente et l'exposition à l'air libre, en dégageant ou dénaturant l'acide sulfhydrique contenu dans les eaux, ont altéré nécessairement les propriétés de ces dernières. Toutefois il y reste encore assez de soufre pour guérir des psores et pour être sensibles au sulfhydromètre de M. Dupasquier. Mais pour apprécier tout ce que peuvent produire des bains avec les eaux Lucas, il eût fallu avoir encore à sa disposition les baignoires, l'étable à chèvres de Quintien-Sornin ou la grange de madame Guilliermen, dans lesquelles s'étaient opérées les premières cures. L'énergie des bains administrés dans le grand Établissement avec l'eau de la source Lucas ne rappelle en aucune façon les effets observés sur nos yeux et sur nos bras dans le puits de cette source.

J'ai démontré suffisamment que l'on guérit et doit guérir avec les eaux de la source Lucas des maladies que l'on ne guérissait point avec les eaux des autres sources de Vichy ; mais je n'ai pas à répondre à cette objection : *que les eaux et les établissements à eaux sulfureuses sont trop nombreux en France pour qu'il soit nécessaire d'en créer de nouveaux à grands frais.* On me supposerait donc l'intention de vouloir, avec les 1,100 hectolitres d'eau de la source Lucas, créer une concurrence nouvelle aux établissements de Gréoulx, de Bagnols, de Barèges, de Saint-Sauveur, de Luchon, de Cauterets, de Moligts, d'Arles, du Vernet et même d'Évaux, qui possède la seule source sulfureuse de quelque importance des départements du Nord et du centre du royaume.

Cette intention serait absurde et pardonnable seulement chez un charlatan qui, ne connaissant d'autres agents thérapeutiques que les spécifiques, administre aveuglément un remède, sans s'occuper des indications nombreuses qui se présentent à remplir dans des maladies qui ne se ressemblent que par des analogies plus ou moins éloignées. De ce que plusieurs maladies cutanées ont guéri à Vichy, après avoir été traitées vainement à Barèges ou à Aix, en Savoie, je suis loin de conclure que ces dernières eaux ne méritent pas la préférence lorsqu'il s'agit d'exciter une diaphorèse bien prononcée, et que je ne recourusse au contraire aux eaux d'Uriage, dans le cas où les évacuations par les selles me paraîtraient mieux indiquées.

Ce qui ne doit point être perdu de vue, c'est que les maladies chroniques qui ont à être traitées par les eaux minérales sont en général tellement compliquées, que plusieurs indications doivent souvent y être remplies à la fois et non pas successivement; c'est que les agents thérapeutiques les plus variés ont à être mis simultanément en jeu pour y satisfaire. Il importe donc de mettre le plus grand nombre possible de ces agents entre les mains du médecin qui a ces maladies à traiter.

A Vichy, la différence de température et de minéralisation proportionne déjà le médicament à l'impressionnabilité des organes ; ces effets pourraient encore être variés suivant les formes diverses sous lesquelles il pourrait être administré : en boisson, en bains, en douches liquides et en douches de vapeurs. Les eaux acidules alcalines martiales que nous ont procurées les forages, sont venues à notre aide pour compléter la guérison des dyspepsies asthéniques, des aménorrhées, des leucorrhées et de certains engorgements abdominaux qui résistent à l'action moins stimulante des eaux de nos sources naturelles. L'avantage de posséder des eaux martiales sur les lieux où se fait le traitement, qui donne déjà la facilité d'en prolonger ou d'en suspendre l'emploi à volonté, est d'autant plus grand que ces eaux, non plus que les eaux sulfureuses, ne sont pas transportables. Ces eaux sulfureuses que nous possédons aussi dans la source Lucas donnent à Vichy l'avantage presque unique d'offrir la réunion des principes médicamenteux les plus héroïques qui puissent se rencontrer dans les eaux minérales.

Je ne puis pas penser, Monsieur le Ministre, que le gouvernement se refuse à mettre en valeur tant de ressources accumulées heureusement sur un seul point. Que Votre Excellence veuille bien se rappeler qu'il ne s'agit pas seulement dans cette mesure des malades qui peuvent se transporter à des distances plus ou moins grandes pour trouver du soulagement à leurs souffrances, il s'agit essentiellement des pauvres qui meurent sans secours, lorsque le médicament qui les guérirait n'est pas mis à leur portée, des pauvres qui n'ont d'autres moyens pour traiter les maladies chroniques qui les privent de travail avant de leur enlever l'existence, que de recourir aux établissements thermaux, qui deviennent alors pour eux comme autant d'hospices que les hôpitaux ordinaires chercheraient vainement à remplacer. La Providence a fourni le remède, l'État ne peut se refuser à le mettre en valeur.

Je dois insister d'autant plus sur ce point que les malades sont toujours disposés à ajourner le traitement définitif de leurs maladies, du moment qu'ils se sentent soulagés. Une cure de quelques jours auprès d'un établissement thermal suffit souvent à faire disparaître les symptômes les plus pénibles d'une maladie qui, pour être radicalement guérie, aurait eu besoin que le traitement fût plus longtemps poursuivi et avec toute l'énergie requise. Les médecins placés auprès des eaux thermales sont dans le cas d'observer tous les jours qu'il eût mieux valu rester dans une inaction complète que d'entreprendre une cure palliative qui rend les organes moins impressionnables à l'action du médicament et ne fait qu'augmenter ainsi les difficultés d'une guérison radicale. Cet inconvénient, qui est énorme, on l'évitera d'autant plus que l'on aura réuni auprès des établissements thermaux plus de moyens pour y retenir les malades, et, parmi ces moyens, les agents thérapeutiques et l'habileté des médecins qui les mettent en usage doivent, comme de raison, être placés en première ligne.

L'objection que vous redoutiez, Monsieur le Ministre, se trouve ainsi amplement écartée. Les localités à eaux sulfureuses n'ont rien à redouter de tout ce qui pourra être fait pour les eaux de la source Lucas. Les eaux de Luchon, que je prendrai pour exemple, ne sont point, chimiquement parlant, de la même nature que les eaux Lucas et possèdent des propriétés médicamenteuses très-distinctes. Le soufre prédomine dans les eaux de Luchon, tandis que dans les eaux de Vichy, c'est le bicarbonate de soude. L'oxide de sodium, qui se trouve à l'état de bicarbonate dans ces dernières, se rencontre à l'état d'hydrosulfate dans les eaux minérales de la chaîne des Pyrénées, suivant les beaux travaux de M. Fontan. Si l'on admettait même avec M. Anglada l'existence du carbonate de sodium dans ces eaux, il s'y trouverait à l'état basique et dépourvu de toute alliance avec cette masse énorme de gaz acide carbonique qui, dans les eaux de Vichy, le fait si aisément supporter par les voies digestives. Le gaz acide carbonique existe à peine dans les eaux sulfureuses; le corps gazeux qui s'en dégage et qu'on a pris longtemps pour du gaz acide carbonique est du gaz azote. D'où il résulte que les eaux de Vichy, devant une grande partie de leurs propriétés médicamenteuses au gaz acide carbonique qui s'y trouve en excès, les eaux qui ne contiennent pas ce gaz doivent jouir de propriétés toutes différentes.

Ainsi, Monsieur le Ministre, puisque les eaux sulfureuses des Pyrénées et les eaux sulfureuses de la source Lucas, à Vichy, ne se ressemblent ni par la

composition chimique, ni par les propriétés médicamenteuses, il en résulte que la seule rivalité qui pourra
s'élever entre les établissements construits sur ces
sources naîtra uniquement des soins différents qui
pourront être donnés aux malades, et cette rivalité,
Monsieur le Ministre, ce n'est pas vous qui voudriez la
détruire.

Je ne doute pas cependant que les faits que je viens
de produire et les inductions que j'en ai tirées ne
trouvent des contradicteurs, l'expérience des médecins
instruits en fera justice. J'admettrais même que les
propriétés que j'ai attribuées aux eaux de la source
Lucas fussent contestables, qu'il n'en resterait pas
moins établi qu'un établissement nouveau sur cette
source est de nécessité première. Car ce moyen est le
seul qui puisse conserver leur ancienne énergie aux
eaux de Vichy.

Les bains avec l'eau Lucas auront même une activité que n'ont jamais possédée les bains du grand
Établissement, où la confusion qui fut faite, en 1786,
des sources du grand et du petit puits Quarré, de la
source des Laveuses et d'une source froide qui existait à côté de cette dernière, dut tempérer déjà l'énergie des bains qu'on ne donnait auparavant qu'avec les
eaux du grand puits Quarré et de la Grande-Grille.

La commotion nouvelle que la source du puits Quarré
ainsi constitué a reçue en 1843 par les forages du sieur
Brosson, ne paraît pas s'être bornée à diminuer seulement le volume des eaux débitées; la température des
eaux de la Grande-Grille qui était de 39°,18, suivant

les essais de MM. Berthier et Puvis, de M. Longchamp, de M. Darut, n'est plus que de 32°,25 (1). Les travaux opérés pour faire rendre aux sources une plus grande quantité d'eau ne paraissent pas avoir été entrepris en vue de la conservation des principes gazeux dans ces eaux. Ces mêmes principes subsistent avec toute leur intégrité dans les eaux Lucas, et lorsqu'il s'agit d'employer des bains plus actifs, tous les médecins de Vichy sans exception recourent à un mélange des eaux Lucas avec les eaux du grand puits Quarré. Modifier l'énergie d'une eau minérale est facile avec une addition d'eau douce ; augmenter cette énergie n'est possible qu'avec l'emploi d'une eau minérale plus puissante.

Je m'arrête, Monsieur le Ministre, vous avez demandé

(1) Les variations de température de la Grande-Grille sont intéressantes à constater. Nous pourrions restituer au texte les chiffres oubliés, nous préférons donner un aperçu plus complet de ces variations thermométriques :

	Lassonne.	10 juillet 1775.	Desbrets.	27 avril 1777.	Berthier et Puvis.	3 juillet 1820.	Longchamps, Juin 1825.	François et Boulanger. Janv.-mars 1844.	Dr Bartrez. Janv. 1853.	Temp. actuelle.
GRANDE-GRILLE..		48,75		40,63		38,50	39,18	32,25	36°	42°.

Les conditions différentes où ont opéré les observateurs doivent modifier quelques-uns de ces résultats. Une opinion généralement admise est un retour à l'élévation après l'abaissement de la température, que les travaux de 1844 à 1847 ont dû provoquer. Suivant M. Boulanger, la diminution dans la chaleur serait due à la variation du produit de la source, dont le refroidissement serait d'autant plus puissant qu'il s'exercerait sur une masse d'eau moins considérable. (Voir le *Guide Barthez.*)

des faits, je les ai fournis ; on peut en multiplier le nombre, il est impossible d'en fournir de plus décisifs. Vous avez exigé *des déductions positives et développées qui pussent soutenir l'examen et la critique des juges compétents*. Ces *déductions*, je les produis comme l'expression la plus générale des faits observés et soumis à une discussion sévère. Cette discussion, poussée plus loin, était au moins inutile. Vous avez pensé que la *question d'un nouvel établissement sur la source Lucas n'était pas suffisamment étudiée ;* cette étude n'a pu se faire qu'avec des faits qui vous sont maintenant connus. Ce n'est pas à moi de dire que l'*étude est suffisante ;* j'affirme seulement qu'elle a été assez sérieuse, assez longuement réfléchie, pour m'avoir mis en état de démontrer :

1° Que les eaux de la source Lucas, en outre des propriétés inhérentes aux eaux des autres sources minérales de Vichy et qu'elles possèdent au degré le plus éminent, réunissent des propriétés spéciales dans le traitement des maladies cutanées ; propriétés que leur a longtemps attribuées l'opinion populaire et que l'expérience a maintenant vérifiées ;

2° Que les eaux de la source Lucas, en outre des principes reconnus dans les autres sources de Vichy, contiennent du soufre en quantité suffisante pour expliquer la différence de leurs propriétés médicamenteuses ;

3° Que les eaux Lucas, en raison de ces propriétés spéciales, ont guéri des *porrigo*, des *acné*, des dartres, des *eczéma*, des urticaires, même des éléphantiasis, toutes maladies dont quelques-unes avaient résisté, non pas seulement à l'action des eaux ordinairement employées à Vichy, mais encore à celle des eaux le plus décidément sulfureuses ; dernier fait qui s'explique en ce que les maladies cutanées sont rarement des maladies uniquement locales, et plus souvent le produit de diathèses et de dyscrasies contre lesquelles le soufre est impuissant ;

4° Que la réunion de tous les principes existant dans les eaux de Vichy constitue un médicament composé dont aucun des éléments ne doit être distrait sans altérer les propriétés du médicament ; que la conservation des éléments volatils dans ces mêmes eaux n'est pas seulement importante en ce qui tient à la boisson, mais encore en ce qui touche la composition des bains ;

5° Que les établissements d'exploitation des eaux minérales devenant les véritables hospices pour le traitement des maladies chroniques, l'existence d'un nouveau mode d'administration de ces eaux, et, à plus forte raison, la présence d'un nouvel agent thérapeutique, deviennent d'une ressource immense pour arriver à la guérison de ces mêmes maladies ;

6° Que la présence du bicarbonate de soude et de l'acide carbonique en excès dans toutes les sources de Vichy indistinctement, du soufre dans la source Lucas, du fer dans les sources forées, réunit dans les eaux thermales de Vichy un ensemble de moyens qu'on chercherait en vain dans une autre localité ;

7° Que la source Lucas appartient à l'État et qu'il est urgent d'en faire jouir le public, en élevant sur cette source un nouvel établissement balnéatoire, qui donnera en même temps les bains et douches de vapeurs humides, les bains et douches de gaz acide carbonique qui, tant les uns que les autres, manquent à Vichy;

8° Que l'acquisition des terrains nécessaires à la construction de cet établissement ne peut pas être retardée, même dans l'intérêt de la conservation de la source Lucas comme propriété de l'État; que cette construction peut remplir toutes les conditions d'un bon service sans cesser d'être modeste, et donner ainsi la rente et l'amortissement du capital employé, tant en bâtiments qu'en achat de terrains.

Je prie Votre Excellence de vouloir bien agréer l'assurance de mon respect.

Vichy, 25 novembre 1847.

ANNEXES.

La tendance à confier non plus aux eaux sulfureuses mais aux eaux alcalines le traitement de toute une série de maladies cutanées s'accentue chaque jour davantage, et il s'exerce comme une pression du dehors pour entraîner dans cette direction.

Parmi les spécialistes en dermatologie, M. Bazin procédant par analogie a exprimé cette idée (1):

« Je me suis proposé dans ces leçons de rapprocher des agents hydro-minéraux les agents pharmaceutiques employés dans la thérapeutique ordinaire. des affections cutanées, pour montrer la contradiction qui existe entre ces deux sortes d'agents dans les prescriptions qui en sont faites par la plupart des médecins de nos jours. On ordonne l'arsenic contre les dartres, et l'on envoie les malades qui en sont atteints aux eaux sulfureuses. On prescrit le bicar-

(1) Leçons sur le traitement des maladies chroniques en général . et des affections de la peau en particulier par l'emploi comparé des eaux minérales et de l'hydrothérapie et des moyens pharmaceutiques, professées à l'hôpital Saint-Louis par E. Bazin. — Paris, Delahaye, 1870.

.bonate de soude, et l'on recommande à ceux qui en font usage de ne se rendre ni à Vichy, ni à Royat, ni à aucune autre station alcaline. »

Avoir déduit et démontré cette inconséquence, c'est avoir rendu un véritable service aux chronicitants livrés à trop d'incertitudes dans le choix de la nature des sources appelées à les guérir.

Tant que les maladies de la peau seront décrites séparément comme lésion du tissu qui est leur siége, en dehors de la cause qui les engendre, il n'y aura que des classifications arbitraires, artificielles. Il convient de les rattacher à leur étiologie et de les étudier simultanément avec les diathèses dont elles sont l'expression. Or ce rôle appartient naturellement aux médecins hydrologues qui ont pour champ d'investigation les véritables hospices des maladies chroniques.

Ils devront concourir à l'établissement de ce fait, savoir : quelles sont les manifestations cutanées qui se rencontrent chez les chronicitants soumis à leur observation.

La peau, cette membrane limitante du monde organique plongé dans l'atmosphère, ne saurait échapper aux modifications de toute mobilité qu'imprime à l'économie l'état de santé ou de maladie. Douée de propriétés spéciales, elle garde les attributs communs aux tissus vivants, sa complexion anatomique résume tous les éléments constitutifs d'un organe. Sans analyser l'origine cellulaire de sa texture, nous y trouvons le nerf, le sang, la sécrétion, tout l'être physique.

Directe ou comparée, la physiologie nous explique son fonctionnement, l'hygiène nous révèle ses réactions, la pathologie ses altérations. En plus, la physiologie pathologique nous fait comprendre ses relations avec les viscères, ses suppléances fonctionnelles, ses antagonismes ou révulsions.

Les exemples qui témoignent de ces propriétés sont faciles à rappeler ; à l'état de santé nous pouvons observer la co-

loration, l'horripilation, la sudation naturelle; à l'état morbide, sans altération anatomique apparente, l'hypérestésie,
l'analgésie et leurs modes intermédiaires, les sueurs profu-
ses, la rayure méningitique ou cérébrale; à l'état pathologique plus accusé, les taches, les éruptions érythémateuses,
vésiculeuses, bulleuses, papuleuses, squameuses, etc.

Est-il paradoxal de prévoir que ces modifications inces-
santes de la peau seront plus tard décrites comme un élément séméiologique, seront analysées comme le sont aujourd'hui la température des muqueuses, les points sensibles
de Weber, etc., lorsque les maladies chroniques cesseront
d'être fragmentées dans leur étude et leur traitement?

Il fallait rompre avec les habitudes trop absolues du diagnostic analytique en dermatologie pour ramener les indications à leur subordination rationnelle. M. Bazin aura
contribué pour une large part à cette réforme.

La maladie se compose, dit-il, de deux éléments essentiels :

1° L'état morbide général, qui réside dans l'organisation
même du sujet;

2° Les manifestations de l'état morbide consistant en
troubles fonctionnels ou en lésions appréciables à notre investigation, ou en d'autres termes l'affection.

Aux indications relatives à la maladie, à l'affection, à la
lésion, correspondent trois médications, l'une spécifique,
l'autre pathogénétique, la troisième physico-chimique.

Appliqué à la cure hydro-minérale, cet énoncé dogmatique n'intervient que comme guide dans le choix de l'espèce
des sources, car pour le médecin hydrologue obligé de conclure à l'égard du patient, nous devons reconnaître que la
lésion n'est qu'un point de vue subjectif, secondaire; bon gré,
mal gré, la synthèse est la méthode thérapeutique univer-
sellement suivie. Les moyens employés n'ont d'autre but,
d'autre effet, que de susciter dans l'organisme les efforts né-

cessaires pour raviver et faire aboutir l'évolution inachevée de la maladie chronique.

Lorsque vous provoquez la poussée soit à l'aide des boues de Franzensbad, de Saint-Amand, soit à l'aide du mode balnéatoire usité à Loësche, ce n'est point sur la lésion locale que vous prétendez agir uniquement, mais bien sur les fonctions viscérales ; vous admettez qu'il faut pénétrer plus avant que l'épiderme altéré et déterminer la réaction du dedans au dehors. Dans les eaux alcalines où la poussée ne se produit pas, que cherchez-vous à obtenir ?

Avec les boissons vous tendez à corriger tout d'abord le fonctionnement dévié des voies digestives, et, ce point gagné, vous voyez l'ordre se répandre dans tous les systèmes, même s'effacer les altérations de la peau si la maladie dont elles dépendent est justiciable de la médication alcaline. Est-ce à dire que la lésion échappe au traitement thermal ? Non, puisque les bains, les douches ont leur part d'action dans le contact de l'eau avec les téguments et les muqueuses.

On a beaucoup travaillé ces derniers temps à dégager les maladies de la peau de la confusion que le mot *dartre* répandait sur leur étude.

C'est dans l'ouvrage de M. Gigot-Suard, au chapitre premier : *Coup d'œil sur les diverses doctrines de l'Herpétisme* (1) que nous trouvons une analyse raisonnée des interprétations successives de la *dartre*.

En renvoyant le lecteur au texte original pour l'examen bibliographique et critique, nous extrayons les passages qui ont trait aux opinions dominantes des auteurs contemporains.

La notion la plus généralement admise sur les dartres répondait à l'idée d'un ferment, d'un virus, transmissible par hérédité et surtout par contagion. Depuis que l'expérimenta-

____

(1) *Herpétisme.— Pathogénie, manifestations, traitement.* J.-B. Baillière et fils. Paris, 1870.

tion a démenti la contagiosité, l'inoculabilité de ce prétendu virus, les définitions ont repris carrière.

M. Fontan change le nom : la *dartre* devient *l'herpès*, le *principe dartreux*, *l'herpétisme*, sans que la solution du problème soit plus avancée. Apparaissent alors des interprétations médicales plus généralisées. M. Anglada prétendait que la cause herpétique peut prédominer dans l'économie sans aucune manifestation à la surface cutanée et donner lieu à des phénomènes morbides très-variés, mais dont la vraie nature et le traitement doivent être rigoureusement subordonnés à cette même cause.

M. Guéneau de Mussy reconnaît que la majorité des affections cutanées apparaît le plus souvent comme l'expression primitive, comme la manifestation idiopathique d'un principe ou d'une disposition qui préexistait dans l'organisme, aussi inexplicable que d'autres conditions pathologiques dont nous sommes conduits à admettre l'existence sans que nous puissions ni les saisir avec nos sens, ni leur assigner un siége dans l'économie. Il appelle l'attention des médecins sur les dartres internes ou, si l'on veut, sur les herpétides muqueuses, qui, tantôt sont la continuation des lésions du tégument externe, tantôt précèdent ou alternent avec elles.

Cette conception se formulera chez plusieurs auteurs par l'existence d'un principe générateur des affections dartreuses et d'autres déterminations morbides qu'on désignera sous le nom de diathèse spéciale, vice constitutionnel. (MM. Monneret, Gibert, Devergie, Casenave et Schedel, Baumès, etc.)

Citons encore : « Au mot dartre, se rattache l'idée d'un vice radical, constitutionnel, d'une altération générale de l'économie, d'une modification toute particulière de l'organisme qui se traduisent par des éruptions sur la peau et sur les membranes muqueuses. » (M. Hardy.)

Pour M. Bazin, « la dartre est une maladie constitution-

nelle, à longues périodes, à marche lente, continue ou intermittente, non contagieuse, constituée par des affections
spéciales qui ont pour siége les membranes tégumentaires,
les nerfs, les viscères et caractérisée par la fréquence des
récidives et la persistance des maladies cutanées. »

Dans la doctrine des maladies chroniques de Louis Du-
mas, 1812, le principe dartreux est établi comme élément
spécifique. M. Durand-Fardel, admettant l'herpétisme comme
synonyme de diathèse dartreuse, le classe parmi les diathèses ou affections constitutionnelles par anomalie indéterminée de l'assimilation. (*Traité des maladies chroniques*,
1868.)

Primitivement, M. Pidoux avait adopté l'herpétisme comme
diathèse *sui generis ;* mais entraîné plus tard par une intuition synthétique, il systématise toutes les maladies chroniques dans une triade nosologique :

« Je n'admets, dit-il, que trois maladies chroniques capitales : la scrofule, l'arthritisme et la syphilis. Je les appelle aussi *initiales* ou *primitives*. Ces noms indiquent
que toutes les autres maladies chroniques peuvent en sortir par substitution régressive ou dégénération, soit que
cette dégénération ait lieu directement, soit qu'elle se
fasse par abâtardissement ou métissage. A l'autre extrémité de l'échelle des maladies chroniques, je range les
maladies finales qu'on nomme *organiques*, parce qu'elles
altèrent l'organisme dans sa base..... Entre les maladies
chroniques capitales et les maladies chroniques ultimes,
se place la série très-nombreuse et très-variée des maladies chroniques mixtes. C'est une série infiniment multiple et nuancée comme tout ce qui fait les transitions.
Elle peut conduire par des dégradations plus ou moins
régulières des maladies chroniques capitales aux maladies
finales ou organiques. — Ce vaste champ, compris entre
les maladies initiales et les maladies ultimes appartient à
l'herpétisme. »

Pouvons-nous après cette profession de foi ne plus admettre le principe dartreux comme cause franche de productions morbides spéciales? Si notre esprit se laissait gagner par des persuasions aussi faciles, le savant auteur nous ramènerait en face du problème qu'il sait bien n'avoir pas complétement résolu et avec lequel il faut composer. « L'herpétisme peut reconnaître d'autres causes ou d'autres couditions que la préexistence de l'arthritisme, des strumes, de la syphilis. Qui a jamais nié l'herpétisme en lui-même? Pour procéder par voie de régression ou de dégénération d'une des maladies chroniques que j'appelle capitales, ne faut-il pas qu'avant tout il existe élémentairement? Ni l'arthritisme, ni la scrofule ne créent l'herpétisme *ex nihilo*, mais ils le développent puissamment, spécialement, et lui impriment leur cachet. »

Derrière ces manifestations polymorphes, simultanées ou alternantes sur la peau, les muqueuses, les viscères ou les nerfs, persiste donc un principe morbifique inconnu dans son essence, mais inhérent à la constitution.

Cette déduction nous remet en mémoire ce que M. Ricord développait dans ses leçons cliniques à propos des syphilides. Toutes les altérations de la peau peuvent concourir à exprimer les réactions du virus syphilitique, depuis la simple tache, le psoriasis, jusqu'au rupia, au pemphigus ; toutes ces lésions sont des formes communes à d'autres maladies constitutionnelles ; elles se distinguent entre elles par leur pathogénie, quant aux caractères spéciaux ils sont peu déterminés si vous faites abstraction de l'antécédent obligé : l'accident primitif. La teinte jambon fumé de la roséole, ou cuivreuse du corona veneris, met plutôt sur la trace du diagnostic qu'elle ne fonde un caractère pathognomonique de la maladie infectieuse.

Etudié en dehors des considérations de siége et de forme, toute la pathogénie cutanée se réduirait à deux causes :

1° L'une externe, comprenant les traumatismes, les affections parasitaires ;

2° L'autre interne, renfermant toutes les manifestations tégumentaires des maladies aiguës et chroniques. — On pourrait presque admettre qu'il n'y a plus à vrai dire de maladies de la peau. Il y a des maladies qui sont l'expression réactionnelle, l'action réflexe sur la peau de souffrances d'organes internes; exemple : l'acné rosacea, cortége et symptôme d'une lésion utéro-ovarienne; le liken, manifestation de la diathèse urique. Réciproquement il y a, sous l'influence d'une excoriation, d'une brûlure, d'un acarus, un état de souffrance se propageant dans l'organisme par les vaisseaux lymphatiques ou sanguins, par les filets nerveux, en sorte qu'on peut concevoir la peau comme une enveloppe non plus indépendante, mais pénétrée par la terminaison anatomique des éléments constituants du corps. Or, ces éléments, à l'état sain comme à l'état morbide, reproduiront à leur surface la manière d'être constitutionnelle du sujet. Cherchons à nous faire comprendre par un exemple. Deux individus en apparence bien portants se sont fait une plaie à la main. Les conditions de lésion, de milieu, de pansement, seront supposées identiques. Chez le premier la cicatrisation est immédiate, s'obtient par première intention; chez le second, elle se complique de suppuration, de petites vésicules s'élèvent sur les bords de la plaie, l'épiderme n'arrive à se souder que lentement. Que se sera-t-il passé? Les éléments réparateurs auront différé de nature, leur évolution révélera chez l'un l'ordre physiologique , elle accusera chez l'autre une disposition morbide quelconque, soit l'herpétisme prêt à éclore sous une irritation externe. Nous aurons constaté dans ces phénomènes cicatriciels la différence des terrains, cette comparaison si complaisamment imagée par Trousseau.

La dermatologie engagée dans cette voie, la pathogénie

des affections cutanées, a formulé une classification courte et simple.

Les traumatismes et les affections parasitaires ou de cause externe ont été rangés à part pour être l'objet d'une description particulière, puis les maladies constitutionnelles ont servi de base à la dénomination de quatre groupes de dermatoses spontanées ou de cause interne. Ce sont :

1° Les scrofulides ;

2° Les herpétides ;

3° Les arthritides ;

4° Les syphilides.

Les agents médicamenteux prescrits dans la thérapeutique ordinaire ont ensuite déterminé le choix à faire entre les eaux minérales qui contenaient ces mêmes principes médicamenteux ; c'est ainsi que les *eaux bromo-iodurées* ont dû correspondre aux *scrofulides*, les *eaux arsenicales* aux *herpétides*, les *bicarbonatées sodiques* aux *arthritides*. Les *syphilides* sont restées tributaires des *eaux sulfureuses* sans rapport bien direct.

Cette méthode dogmatique trouverait un grand avantage à être contrôlée, complétée par l'analyse faite sur nature auprès des divers établissements thermaux. Faire l'histoire du malade traité en vérifiant l'indication thérapeutique de la maladie, c'est contribuer par une manière de preuve à la solution du problème pathologique.

Oublions qu'il existe une maladie constitutionnelle appelée arthritis, que ses manifestations tégumentaires et muqueuses composent la classe des arthritides, dont le traitement réclame l'emploi des eaux alcalines. Médecin à une station alcaline, décrivons les lésions cutanées que nous avons observées pendant la cure des malades.

Pour rester sincère dans nos affirmations, nous dirons que ce travail nous trouve peu préparé, que nos observations ne sont que trop imparfaites. Nous les produirons cependant à titre d'esquisse, cherchant à indiquer comment on pourrait faire. Dans le traitement des maladies chroniques, il ne faut pas borner son investigation à la recherche du signe pathognomonique, il faut savoir envisager tous les systèmes du malade traité. Puisque la dermatologie nous indique *ex professo* les lésions cutanées qui coïncident avec telle ou telle diathèse, apprenons à lire sur la peau des malades confiés à notre examen, à notre direction pendant la cure thermale. En consignant les résultats de cette étude, soit aux eaux sulfureuses ou salines où se rendent la plupart des rhumatisants, soit aux eaux bromo-iodurées qui reçoivent les scrofuleux, soit aux sources alcalines affectées aux goutteux, soit aux sources arsenicales préconisées pour les lésions épidermiques, on pourra prononcer en connaissance de cause sur les questions doctrinales qu'une tendance systématique cherche à imposer prématurément.

Aperçu des éruptions cutanées et muqueuses observées chez les malades spécialement adressés à Vichy.

Récapituler ou classer les maladies qui sont du domaine des eaux alcalines serait une tâche difficile et nécessairement défectueuse. En suivant le déterminisme anatomique, on avait prétendu que toutes les lésions des viscères sous-diaphragmatiques étaient réclamées par le groupe des alcalins. Cette affirmation soulève *à priori* plusieurs objections. Il s'agirait de distinguer d'abord entre les sources fortes, faibles et moyennes admises par M. Durand-Fardel. Si Vichy, parmi les premières, a pour attributions mieux définies les troubles des organes abdominaux, Ems, Royat, le Mont-Dore, de composition alcaline mais faible, ont plutôt pour objectif la thérapeutique des voies respiratoires. D'ailleurs, comment résoudre la question des maladies générales, telles que la goutte, le diabète, qui n'ont pas leur localisation fixe dans une des trois cavités splanchniques? Vous êtes en face d'un asthmatique, l'analyse des éléments morbides vous fait découvrir une goutte à manifestations antérieures. Quelle décision prendrez-vous? Enverrez-vous le malade à Luchon, à Ems, à Royat? Vous devrez rationnellement subordonner la lésion à sa pathogénie reconnue et recourir à la médication alcaline. Laissons de côté les préoccupations de méthode, de classement pour rapporter ce dont nous avons été témoin.

Nous avons eu déjà l'occasion de constater que la *poussée* ne se rencontre pas dans le traitement des eaux alcalines. L'absence de cette éruption provoquée ne signifie point que la peau soit toujours indemne de phénomènes réactionnels irritatifs. La *miliaire* s'observe fréquemment et l'on comprend que, sous la double stimulation du traitement et de la chaleur, l'activité fonctionnelle des téguments se traduise par des érythèmes et de petites vésicules. Ce ne sont à vrai dire que des incidents fugaces et il n'est pas besoin de les rattacher à une dyscrasie. Leur origine est analogue à celle de l'érythème, suite de coup de soleil. La miliaire, ou mieux l'exanthème sudoral, se manifeste chez les sujets à peau saine, délicate et disposée à la sudation. A propos de cette remarque, il semble utile de rappeler que le choix de la saison pour la cure aux eaux alcalines ne comporte point l'attente des fortes chaleurs, aucune révulsion ne devant s'exercer sur la peau, comme aux eaux sulfureuses il convient de soustraire le buveur à l'excitation causée par la température. Cela est vrai surtout pour les malades affectés de lithiase biliaire exposés à voir se réveiller leurs crises.

L'*urticaire* complique souvent l'usage des eaux de Vichy. Cette éruption que l'on pourrait comparer à une chair de poule prurigineuse ne donne lieu à aucune sécrétion, elle appartient à l'ordre des névroses de la sensibilité; ce sont les houppes nerveuses terminales qui s'érigent dans un éréthisme particulier à certains sujets sous une excitation

interne ou externe. Nous avons noté cette coïncidence de
l'urticaire dans bon nombre de gastralgies ou gastro-enté-
ralgies chez beaucoup de malades sujets à la migraine.

Les *taches hépathiques* apparaissent comme un changement de coloration sur certains points ; le plus ordinairement au front, analogues dans ce siége au masque de la
femme enceinte, puis sur les tempes, l'orbiculaire de la bou-
che, souvent aussi sur la partie antérieure et supérieure de
la poitrine. La forme de ces taches n'affecte aucune régula-
rité, leur coloration est semblable à celle d'une décoction
légère de café noir; on les rencontre chez les malades prédisposés à la résorption biliaire, par le trouble des fonctions
du foie ; ce sera, si l'on veut, un petit ictère circonscrit, qui
disparaîtra comme la suffusion ictérique, lentement, avec la
chute insensible des cellules épidermiques.

Nous signalerons un trouble de pigmentation, les *éphélides*, mais sans pouvoir leur attribuer aucune interprétation. Ces parties décolorées se montrent surtout aux mains;
la zone qui les limite forme un liseré plus coloré qui accuse
davantage la blancheur de la surface dépourvue de pigment.
Les éphélides ne sont point très-rares.

Plus profonde et plus tenace se présente *l'éruption fu-
ronculeuse* assez commune dans la pathologie hépatique.
Toutefois elle est plutôt consécutive au traitement thermal,
elle équivaudrait à une *poussée secondaire*. L'organisme ra-
mené à un fonctionnement plus régulier, plus actif, tendrait
à rejeter les résidus bilieux qui ont pu stagner dans le tissu
cellulaire sous-dermique; leur élimination se ferait par cette
inflammation spéciale. Le mécanisme dépuratif, suivant les
croyances vulgaires, n'entraîne avec lui d'autre conséquence
que son évolution douloureuse et récidivée, et se résume dans
un effet salutaire.

Par analogie de forme, nous rapprocherons les éruptions
particulières aux diabétiques. Elles sont, celles-là, bien évi-
emment sous la dépendance de la maladie interne, car on

7

les voit malgré leur persistance habituelle suivre les progrès
de décroissance du processus glycosurique. Il ne s'agit pas
dans ce cas de traitement topique, pas plus que l'amaurose
de même origine ne réclame l'intervention de l'ophthalmolo-
giste. En procédant du simple au composé, elles consis-
tent dans une *éruption anthracoïde* affectant de préférence
certaines régions.

Nous l'avons souvent notée au tiers inférieur des tibias,
aussi à la partie interne et externe des cuisses; n'oublions
pas cet autre siége fréquent, le repli préputial. Sur ce point
on pense au début avoir affaire à l'*herpes preputialis*, mais la
lésion est différente, l'épaississement de la muqueuse ne
tarde pas à produire un phimosis. Sur la peau, les boutons
ne sont pas agminés suivant un ordre déterminé; leur volume équivaut à celui d'une lentille, d'un pois; leur coloration est d'un rouge rosé; ils sont pleins; leur sécrétion consiste en un suintement muqueux superficiel très-peu
abondant; la peau dans le voisinage ne présente pas d'érythème.

A un degré d'altération plus profonde de la maladie, apparaissent ces *anthrax* volumineux qui servent souvent de point
de repère pour le diagnostic dans les diabètes méconnus.

Ils sont suffisamment observés et décrits pour que nous
n'insistions pas sur leur pathologie. La région dorsale cer-
vicale postérieure, les fosses sus et sous-épineuses sont leur
siége de prédilection. Les gangrènes des extrémités des
membres, que Marchal de Calvi a mises en évidence en 1852,
se constatent chez les diabétiques arrivés à la période cachectique.

Il y a quelques années, notre confrère le docteur Durand-
Fardel nous a montré un cas de gangrène ayant envahi
les deux tiers de la jambe. Le docteur Sénac a donné des
soins, à Vichy, à un jeune malade dont tous les doigts s'é-
taient détachés d'une main après une momification de longue
durée.

Ces lésions graves n'entraînent pas toujours une issue funeste; on voit entre temps des malades reprendre un peu de santé après ces mutilations partielles : ce sont surtout ceux auxquels avaient manqué les soins appropriés à leur état morbide. Le régime et la médication spéciale des alcalins, en corrigeant les déviations nutritives, favorisent assez rapidement dans ces cas la cicatrisation spontanée.

M. M... est envoyé en 1856 à Vichy pour des fatigues dyseptiques mal déterminées, se traduisant par un peu d'embarras gastrique, de l'insomnie, la perte des forces et la soif. Après quelques jours de recherche, nous constatons la glycosurie en proportions assez notables. Le traitement thermal fut suivi pendant trois années consécutives avec profit, après chacune des saisons d'environ 30 jours, puis s'écoulèrent quelques années où le diabète négligé à la suite d'afflictions marcha rapidement à la cachexie. M. M... revint à Vichy et présenta une éruption anthracoïde presque généralisée ; un gros orteil était atteint de gangrène sèche. Malgré les conditions morales déplorables dans lesquelles le malade a dû continuer à vivre, nous l'avons revu encore deux ans marcher sans trop de peine; la récidive de la gangrène envahissant la jambe a déterminé la mort quatre mois après la dernière cure thermale.

Le *zona* compte parmi les dermatoses d'origine rhumatismale. Il est d'observation que les trajets décrits par les papules sont en rapport exact avec les nerfs sous-jacents, l'intercostal, l'iléo-lombaire, le nerf musculo-cutané du bras, points le plus ordinairement envahis.

Tant que la doctrine de l'arthritisme qui reconnaît à la goutte et au rhumatisme une pathogénie univoque n'aura pas prévalu, les rhumatisants seront dirigés vers les eaux sulfureuses : là, par conséquent, devra être recherché le zona.

Nous pouvons en signaler un exemple parmi nos malades de Vichy. M. M..., âgé de 72 ans, d'une forte complexion, était atteint d'une hernie double qu'il contenait avec un bandage assez fort ; les fonctions intestinales étaient mal réglées et la vessie retenait difficilement les urines; un peu de catharre vésical accompagnait ces malaises. Pendant la cure par les bains et les boissons, nous avons vu se déclarer un zona très-douloureux mais non fébrile, situé au côté gauche. Il s'étendait de la partie antérieure des dernières fausses côtes et contournait le thorax pour se perdre au niveau de l'angle interne et inférieur du scapulum. Le traitement tant interne qu'externe ne fut pas interrompu, et l'éruption disparut assez vite. M. M... ne se rappelait pas avoir eu d'accès de rhumatisme, mais sa profession de marchand de bois à la campagne avait bien pu l'y exposer.

La *couperose* n'est pas très-commune chez les malades qui font la cure aux eaux alcalines; nous l'avons rencontrée quelquefois chez des goutteux. C'était l'*acné rosacea* de Willan, siégeant sur le nez, les joues, donnant lieu à un prurit incommode, surtout après l'excitation du vin ou des repas.

La même variété est particulière aux femmes atteintes de troubles dysménorrheiques vers la ménopause; un assez grand nombre ont recours à nos thermes pour y suivre un traitement à la fois général, par les boissons, et local, consistant en douches utérines d'eau minérale et de gaz acide carbonique. L'acné en persistant se transforme dans l'espèce *indurata*.

Ce que nous avons pu constater, c'est que l'acné est fort rare dans les affections hépatiques, malgré l'opinion contraire souvent répétée dans les auteurs.

L'*érythème noueux* apparaît chez quelques malades; nous en avons recueilli quelques exemples dans les affections lithiasiques du foie et des reins au moment qui précédait les crises.

Les dermatoses à forme sèche sont très-répandues dans la clientèle de Vichy. Le *pytyriasis alba ou la dartre furfuracée* avec ses variétés de siége, le cuir chevelu, la barbe, les commissures labiales, est d'une observation fréquente.

Beaucoup de calvities précoces peuvent lui être attribuées.

Le *prurigo* pourrait sans doute être avantageusement
traité par Vichy. Nous n'en avons jusqu'ici rencontré que
peu d'exemples, encore s'agissait-il de *prurigo sénile*.
L'affection prurigineuse qui se présente le plus souvent est
due à la desquammation de l'épiderme chez les sujets atteints de coliques hépatiques suivies d'ictère.

Le *psoriasis*, étant rangé parmi les scrofulides, doit se
montrer plutôt aux eaux bromo-iodurées et sulfureuses.

L'*eczéma des oreilles* se rencontre aussi chez les goutteux et dans les maladies chroniques du foie, mais il est bien
plus constant avec les pharyngites granuleuses, les laryn-
gites et les bronchites chroniques. Nul doute qu'il se remarque davantage aux stations sulfureuses spécialement
indiquées pour ce genre de maladie.

Le *lichen* est bien une manifestation cutanée liée à la diathèse urique. Bon nombre de goutteux ou graveleux en sont
atteints. La main est la région où nous l'avons maintes fois
retrouvé, aussi la face externe de l'avant-bras au niveau du
poignet, le creux poplité. Fréquemment le lichen, après une
certaine durée, se complique d'eczéma, ce qui lui a valu le
nom de : *lichen eczémateux ou eczéma lichenoïde*. La
médication alcaline lui convient parfaitement; sous son influence, les produits humides sécrétés se dessèchent, et la
lésion revient à son type primitif de dermatose sèche avant
de disparaître, s'il y a lieu.

M.C..., de Montpellier, était depuis longtemps incommodé
par un eczéma de nature lichenoïde qui avait envahi les deux
mains et l'obligeait à porter constamment des gants; l'aspect des doigts et des espaces interdigitaux offrait beaucoup d'analogie avec les excoriations consécutives à la gale
invétérée.

Le docteur Gailleton envoya ce malade il y a trois ans à
Vichy. Après la cure d'une saison, la guérison fut obtenue;

nous savons qu'elle se maintient. Nous n'avons pas de note assez précise pour rappeler quelle fut la médication suivie : nous croyons avoir eu recours en partie à la source Lucas comme boisson; les bains composés uniquement avec l'eau de cette source ne sont pas à notre disposition.

L'*eczéma* apparaît encore autour des petits tophus du pavillon de l'oreille ; les boissons alcalines bien plutôt que la médication topique des bains ou des lotions parviennent à le guérir.

Les hémorrhoïdes coïncident fréquemment avec les affections hépatiques. Cette phlebectasie a son explication logique dans la gêne de la circulation porte.

Parmi les goutteux, on compte également beaucoup d'hémorrhoïdaires, ce qui paraîtrait une conséquence de la dyspepsie et de la pneumatose abdominale en dehors de la production plus directe par la surcharge des vaisseaux avec l'acide urique.

Nous avons à noter comme complication et symptôme de voisinage des hémorhoïdes, les lésions cutanées et muqueuses, tels que l'intertrigo, l'eczéma prurigineux de la marge anale et les fissures. Un rapprochement à faire avec ces manifestations est l'eczéma vulvaire si torturant chez les diabétiques.

*Manifestations muqueuses.*Nous ferons peu de remarques : les anciens flux peuvent reparaître ; ainsi des gonorrhées éteintes depuis plusieurs années trouvent avec la stimulation thermale une petite recrudescence; nous avons eu souvent l'occasion de constater cette réapparition, qui n'a jamais de gravité.

La *conjonctivite goutteuse* est très-rare sans doute, mais elle offre une ténacité désespérante. Un seul cas laisse une impression profonde dans l'esprit :

Mme de B..., avancée en âge, était affectée de goutte héréditaire, ses doigts étaient déformés par des tophus ; mais, depuis fort longtemps déjà, les crises s'étaient éteintes.

Adressée à Vichy, dans l'été de 1858, Mme de B... suivit la cure des boissons et des bains. Après quinze jours de traiment les deux conjonctives s'injectèrent et par degré la congestion développa un double chémosis très-volumineux; rien ne put modifier cette inflammation *sui generis*, ni collyres, ni cautérisation à la pierre de nitrate d'argent, de sulfate de cuivre; fort heureusement l'ophtalmie ne causait point de douleur et la suppuration était peu abondante. Il fallut traverser un mois avant de voir se résoudre spontanément la conjonctivite.

Sueurs uratées. Nous avons consigné un cas très-accusé de cette nature de sécrétion. En 1858, M. B... vient à Vichy pour modifier une tendance marquée à la gravelle urique. Nous étions très au courant de ses antécédents morbides, ayant vécu depuis notre enfance dans son intimité. A l'âge de dix ans, ce malade avait subi la taille pour l'extraction d'un calcul assez volumineux. Pendant la cure thermale, qui s'accomplit dans le mois de juillet, un phénomène inusité attira l'attention de M. B... De véritables cristaux d'aspect crayeux, en formes de plaques, adhéraient à la flanelle qui couvrait sa poitrine. L'analyse chimique révéla dans leur composition la présence des urates de soude et de chaux.

Les publications récentes de dermatologie doivent rendre désormais plus facile l'étude des maladies cutanées aux eaux minérales. Il ne s'agira plus que d'une simple vérification; la statistique, établie sur de bonnes observations, confirmera ou infirmera les conclusions dogmatiques des spécialistes. Aux eaux alcalines où sont adressées les arthritides nous devons avoir présentes à l'esprit les propositions de M. Bazin. Un tableau les résume :

1. — *Arthritides communes, vulgaires.*

Erythémateuses.......... { Acné rosée ou couperose.
{ Intertrigo.

Pustuleuses . . . .
- Acné . . . .
  - Miliaire.
  - Pilaris.
  - Indurata.
- Sycosis.

Vésico-squameuses . . . .
- Eczéma circonscrit . . . .
  - Circonscrit.
  - Orbiculaire
  - Centrifuge.
- Hydrosadénite exulcérative.
- Herpès successif et chronique
  - Labialis.
  - Préputialis.
  - Vulvaris.
- Hydroa vacciniforme.

Squameuses . . . .
- Pityriasis chronique et circonscrit.
- Psoriasis . . . .
  - Scarlatiniforme.
  - Nummulaire.

Papuleuses . . . .
- Prurigo.
- Lichen . . . .
  - Circonscrit.
  - Pilaris.
  - Lividus.

II. — *Arthritides irrégulières et malignes.*

Erythémateuses . . . . Urticaire chronique ou cnidosis
- Tuberosa.
- Simplex.

Vésiculeuses . . . . Eczéma . . . .
- Nummulaire.
- Suintant généralisé.

Bulleuses . . . .
- Hydroa bulleux.
- Pemphigus chronique.

Phlegmoneuses . . . .
- Hydrosadénite.
- Ecthyma, furoncle.

Consulter pour les caractères de ces diverses formes, les *Leçons théoriques et cliniques sur les affections cutanées de nature arthritique et dartreuse* (Bazin, 1860, et 2ᵉ édition, 1868).

Dans le *Traité des maladies de la peau*, par le docteur Gailleton (ouvrage sous presse), nous trouvons décrites séparément les manifestations cutanées de la goutte et du rhumatisme. Cet auteur ne souscrit donc pas à l'identité pathogénique des deux maladies ; nous examinerons plus loin cette question à propos de l'opinion de Prunelle. Nous empruntons aux pages 216 et suivantes la nomenclature des dermatoses divisées en aiguës et en chroniques.

Les genres morbides qui se rapportent aux dermatoses rhumatismales aiguës sont :

1° L'*érythème*, 2° l'*urticaire*, 3° le *purpura*, 4° l'*herpès*, 5° l'*érysipèle* L'*érythème* est la forme la plus fréquente, et sa variété la plus commune l'*érythème noueux*.

L'*urticaire* était décrite par les anciens auteurs sous le nom de fièvre rhumatismale. De nos jours il en est fait mention dans un grand nombre d'observations.

Le *purpura* a été bien étudié, dans ces dernières années, par Worms Ferrand, Blachez, Perroud. Il s'agit d'une éruption liée bien évidemment à la fièvre rhumatismale, s'accompagnant de gonflements articulaires et des symptômes du rhumatisme articulaire aigu.

. Les *éruptions vésiculeuses*, plus rares que les précédentes, affectent ordinairement la forme miliaire. Ce sont elles qui peuvent être confondues avec les exanthèmes sudoraux; elles s'en distinguent par la réunion des vésicules agglomérées en plaques circonscrites, reposant sur un fond hypérémié; l'*érysipèle* ne doit être accepté qu'avec réserve.

Les *dermatoses rhumatismales chroniques* sont assez rares chez les sujets atteints spécialement de rhumatisme musculaire et fibreux. Néanmoins, j'ai recueilli des observations non douteuses d'éruption revêtant le type de l'eczéma, de l'herpès chronique, de l'acné, du lichen. Ces affections ne présentaient aucun caractère particulier et n'avaient rien de plus spécial que la bronchite, l'angine, la névralgie que j'ai observées chez les mêmes sujets. Je ne suis arrivé à connaître leur nature que par la connaissance des antécédents du sujet, par les symptômes actuels, par la marche de la maladie et ses rapports avec les autres manifestations du rhumatisme.

Arthritides ou dermatoses goutteuses aiguës. Les affec-

tions cutanées aiguës, communes pendant le rhumatisme
articulaire aigu, sont au contraire fort rares dans l'accès de
goutte ou de gravelle; elles se montrent surtout pendant les
périodes de rémission du mal et souvent avant la première
attaque. J'ai connu plusieurs goutteux qui avaient eu
comme accidents prodromiques, plusieurs mois et même
plusieurs années avant l'accès franc, les uns de l'urticaire,
les autres de l'érythème papuleux ou roséolique, une de
de mes malades avait des atteintes périodiques ; pour
ainsi dire, d'érythème papuleux ; deux ans après elle eut
une crise de gravelle qui mit fin aux accidents du côté de
la peau (1).

Ces affections ressemblent par la marche et la physiono-
mie aux dermatoses rhumatismales aiguës, et les considérations exposées à propos de ces dernières sont ici tout à fait
applicables.

Des arthritides chroniques.

Les affections cutanées appartenant à la classe des
arthritides sont assez nombreuses ; elles se rapportent aux
genres suivants :

Erythème, urticaire, pityriasis;

Lichen, psoriasis;

Eczéma, herpès, pemphigus, sycosis;

Etchyma, furoncles.

L'*érythème* chronique de nature arthritique se présente
sous forme d'intertrigo, d'érythème *simple fendillé*. Il s'observe presque exclusivement à la face, à la partie postérieure des oreilles, aux parties génitales, à l'anus.

L'*urticaire* arthritique survient principalement sous l'influence du froid, d'un bain frais. Je l'ai vu chez certains
sujets apparaître à la face quand ils s'exposaient au froid
après s'être rasés. La durée des plaques ortiées ne dépasse
guère quarante-huit heures, mais elles récidivent avec une

(1) Les *arthritides aiguës* comprennent l'érythème *papuleux, roséo-*
lique, érysipélateux, l'urticaire et l'herpès.

grande facilité ; parfois l'éruption se compose d'une série de poussées successives et la durée totale peut être ainsi fort longue.

Le *pityriasis* vulgaire, ou desquammation de l'épiderme sous forme d'écailles de son, est une des manifestations les plus habituelles de l'arthritis. Il siége ordinairement au cuir chevelu et à la barbe et s'accompagne d'alopécie temporaire plus ou moins complète.

Lichen. Les fonctions de la peau dans la goutte sont rarement normales ; quelques goutteux ont la peau fine, humide et transpirent abondammen: ; d'autres ont la peau sèche, une transpiration huileuse et peu abondante. Ces derniers, sous l'influence d'une irritation cutanée, sont prédisposés surtout au lichen, à la sclérose de la peau de certaines régions. C'est à la région génito-anale, aux extrémités, à la nuque que se montre surtout cette variété.

Psoriasis. Cette affection, le plus souvent dartreuse, se rapporte rarement à l'arthritis. Cette dernière espèce a été observée par Alibert, Garrod, Bazin. Dans une famille de goutteux, j'ai observé quatre cas de psoriasis transmis héréditairement avec la goutte elle-même.

L'*eczéma* est une des formes les plus communes des éruptions arthritiques. Les variétés *lichcnoïde* et *vésiculeuse* sont les plus fréquentes ; la première s'accompagne de petites élevures, de rudesse de la peau, de fendillements, de crevasses ; elle siége surtout sur les parties génitales, la face ; la seconde se fixe de préférence sur la main, les avant-bras.

L'*herpès* génital est fréquemment l'apanage des arthritiques. Il s'associe fréquemment à des affections de la gorge et des bronches.

Acné. L'arthritis prédispose surtout à la couperose érythmateuse et pustuleuse. Ces deux variétés existent également chez les sujets qui font abus de boissons alcooliques ; quelquefois l'alcoolisme et l'arthritisme associent leur action.

J'ai observé aussi l'acné verruqueuse ou végétante, variété de cancroïde assez commune chez les vignerons du Beaujolais, atteints souvent de diathèse urique. L'acné indurée indique le plus souvent l'alliance du lymphathisme et de l'arthritisme.

Le *sycosis* arthritique siége ordinairement à la lèvre supérieure. C'est une affection assez commune.

Pemphigus, ecthyma. Ces affections sont rares dans le cours régulier de l'arthritis ; elles apparaissent plutôt à la fin de la maladie à titre de complications et peuvent être considérées le plus souvent comme une éruption cachectique.

Les *furoncles* accompagnent souvent la maladie arthritique, ils apparaissent par poussées successives qui se prolongent quelquefois pendant plusieurs mois.

L'anthrax proprement dit est, comme le pemphigus, l'ecthyma, plutôt un signe de cachexie qu'une éruption vulgaire.

Nous aurions profit à citer du même ouvrage l'examen critique de la doctrine arthritique, mais ces emprunts nous entraîneraient au delà de l'espace consacré à des annotations. Retenons quelques propositions essentielles. Pour M. Gailleton, les arthritides sont des affections simples, communes, justifiant de leur origine non par leurs symptômes objectifs, mais par l'ensemble de leurs caractères, la marche et le développement de l'affection. Les caractères principaux de ces éruptions sont de succéder à des malaises antérieurs, tels que migraine, névralgie, bronchite, angine, dyspepsie goutteuse, etc., d'alterner entre elles et de se remplacer. Les symptômes cutanés manquent presque constamment dans les attaques aiguës de goutte ou de gravelle pour apparaître pendant les périodes de rémission ou dans la goutte anomale. Si l'analyse a pu déceler la présence de sels uratiques dans les nodus goutteux du pavillon de l'oreille, dans les poussières fines recueillies sur la peau de ces mêmes goutteux, elle ne constate pas ces composés uratiques dans les produits des éruptions cutanées. J'ai analysé à plusieurs reprises, dit le Dr Gailleton, les lames épidermoïdales des éruptions sèches, le liquide des affections secrétantes, sans constater la présence de l'acide urique. Ce caractère, qu'on a donné comme caractéristique des arthritides, fait donc complétement défaut.

Il ne devait pas échapper à la plume de Prunelle de se prononcer sur la nature distincte de la goutte et du rhumatisme.

Dans ce rapport, il formule incidemment sa conviction en termes qui ne laissent aucune ambiguïté.

« Le rhumatisme est une maladie qui procède du dehors
« au dedans, et non pas du dedans au dehors, comme le fait
« la goutte. »

Pour lui, à l'exemple de Baillou, l'arthritis des anciens doit être scindé en deux troncs séparés, et la goutte être rigoureusement contenue dans la diathèse urique.

Dans l'étude des maladies chroniques, il faut sans cesse se heurter aux mots de diathèse, de maladie constitutionnelle. Les définitions surabondent, comme dans tout problème scientifique non résolu, et il serait trop long de les parcourir. Qu'il nous suffise de reproduire l'opinion de M. Durand Fardel, exposée dans son recommandable *Traité des maladies chroniques :* « Je considère comme adéquates
« l'expression d'affection constitutionnelle et celle de dia-
« thèse, c'est-à-dire l'idée qu'il faut attacher à l'une et à
« l'autre. »

Le mot d'affection, dans le sens de l'école de Montpellier, veut dire, d'après Auber, l'acte pathologique, le résultat le plus rapproché de l'agent morbifique, ou de ce que nous appelons la cause pathogénique.

Quel que soit l'avantage qu'il y ait à simplifier, nous ne pensons pas que les deux notions doivent être confondues. Avant d'être maladie constitutionnelle ou imprégnation de l'élément morbide dans tous les tissus de l'économie, il existe un état virtuel, ce *quid ignotum* répandu au travers de l'organisme, ce *quid ignotum* qui précède la manifestation morbide, qui la contenait comme un germe contient les attributs de ce qu'il engendre. Pour être une abstraction, une conception pathogénique, ce n'est nullement une hypothèse.

Différer sur l'interprétation n'est pas méconnaître l'existence de cette disposition biologique à l'état latent du sujet diathésique.

Dans toutes les maladies générales, il faut admettre les hémies ou les altérations du sang. Eh bien, lors même que nous connaîtrions toutes les hémies, nous n'aurions pas le moins du monde résolu le problème pathogénique de ces altérations.

Le système vasculaire sera comparé, si l'on veut, au chemin de grande et de petite communication, il sera le véhicule de cet organe dilué, le sang ; mais d'où proviendront les modifications instables de ce liquide ? Dire vulgairement que tout est dans le sang, c'est affirmer que le milieu circulatoire où s'établissent les rapports organiques contient tous les principes qui caractérisent l'état sain ou morbide, mais ce n'est rien dire de plus, c'est réserver entièrement la question pathogénique.

Avant que le sang soit altéré, il a dû se produire des modifications sur la muqueuse, les sensations de cette membrane auront provoqué des actions réflexes sur les glandes, les parenchymes, donné lieu à des congestions, partant à des hémies.

Le problème des actes normaux ou morbides s'est élevé : ce qui a permis ce progrès, ce sont les notions acquises sur le système nerveux splanchnique, sur les vaso-moteurs, sur leur mécanisme de dilatation ou de resserrement ; un réactif de plus, l'étude de la sensation, est entré dans l'analyse de la physiologie pathologique ; l'hémathologie tend à devenir subjective, à rester dans l'ordre médian, comme son système anatomique, le thorax.

Comment donc différencier les maladies entre elles ? Dans l'état actuel de nos connaissances, nous ne saurions établir *à priori* la diversité des germes morbides ; ce sera plutôt dans leur acte terminal, dans leur produit, que nous pourrons saisir les différences. De même que l'arbre se reconnaît à son fruit, il semble que nous n'ayions que la nature de la lésion, que l'anatomie pathologique pour point de repère et de discernement.

La spécificité ne peut être composée qu'avec l'identité de cause et d'effet ; or, à chaque lésion distincte correspond nécessairement une origine distincte.

M. Bazin s'est appliqué à fonder l'unité morbide, non-seulement sur les lésions anatomiques, mais encore et surtout sur les considérations des RAPPORTS des affections entre elles, de leur *succession dans un ordre déterminé*, des résultats thérapeutiques par les agents médicamenteux. Tout ce que nous avons avancé, dit-il, repose sur l'observation. Soit ; mais peut-on souscrire à son argumentation vis-à-vis de ses contradicteurs, lorsqu'il prétend qu'ils ont recours à la petite observation? Un fait d'histologie pathologique est plus difficile à réfuter qu'une théorie, qu'une doctrine, il faut bien compter avec lui.

Quoi qu'il en soit, la question de l'arthritisme a le privilége de diviser d'excellents esprits. Chomel, Requin, Grisolle, M. Bazin, etc., admettent l'identité de la goutte et du rhumatisme. La majorité des médecins contemporains, Trousseau, Monneret, MM. Charcot, Durand-Fardel, Tardieu, Niémeyer, quelques Anglais, etc., se rangent à la non-identité.

Les affirmations dogmatiques de Prunelle se sont corroborées avec les travaux de sérieuse valeur publiés plus récemment.

Garrod fait remonter à 1848 sa première conception

pathologique de la goutte. Dès cette époque, il émettait cette idée :

« L'acide urique n'est pas, comme on le suppose assez « généralement, formé de toutes pièces par l'action sécré- « tante des reins; mais préexistant dans l'organisme, il est « seulement éliminé par ces organes. »

Admettons une réduction, un retard dans son excrétion par les voies naturelles, nous aurons dans le sang une surcharge d'acide urique. Que ce soit par excès de préformation ou par insuffisance d'élimination, ce produit sera mis en contact par la circulation capillaire avec tous les tissus vivants ; par ce contact se trouveront expliqués les divers troubles prémonitoires d'un accès de goutte, tels que la fièvre, la dyspepsie, la migraine, la dyspnée, les viscéralgies, les modifications cutanées. D'autre part, l'organisme, stimulé par ce principe urique retenu en proportion exagérée, fera effort pour l'expulser au dehors ; aucun émonitoire ne venant suppléer l'action suspendue des reins, force sera au sel de s'accumuler dans les points où la circulation est la plus ralentie, la moins perméable. Ainsi se formera le tophus, cette excroissance crétacée produite par la combinaison de l'acide urique avec la soude du sérum sanguin. Garrod, après quatorze ans de vérifications cliniques, a fondé sa doctrine. Son ingénieuse expérimentation à l'aide du fil lui a révélé la présence de l'acide urique, soit dans le sang, soit dans la sérosité d'un vésicatoire.

Restait à bien préciser le mécanisme entrevu du tophus ; M. Charcot a démontré ce point d'anatomie pathologique avec une grande netteté : « Dès la première attaque, des « dépôts d'urate de soude se forment dans le cartilage « diarthrodial (Garrod) ; ils en occupent la partie la plus « superficielle et sont logés soit dans l'intervalle des cel- « lules, soit dans leur intérieur même, ainsi que nous « l'avons constaté, M. Cornil et moi. Ils sont en général « situés vers le centre de cette surface, libre aussi loin que

« possible des insertions de la synoviale qui, comme on le
« sait, s'arrête au pourtour du cartilage d'encroûtement. »

Il faut relire la quatrième leçon clinique des maladies des
vieillards pour suivre les déductions de ce fait capital, la
lésion anatomique de la goutte, soit aiguë, scit chronique.

Après avoir pénétré le cartilage diarthrodial et les liga-
ments, les incrustations envahissent les parties étrangères
à l'articulation, les tendons, les bourses synoviales ot le
tissu cellulaire voisin. C'est dans ce dernier point que se
formera la concrétion apparente, le tophus.

La statistique de Scudamore ce 516 cas de goutte relatée
dans le livre de Garrod, page 24, établit la prédominance
excessive de l'articulation métatarso-phalangienne du gros
orteil comme siége de la lésion.

Voilà donc une maladie générale, ayant une détermination presque constante sur un même point, le tophus du
gros orteil, offrant aussi certaines particularités, les con-
crétions de l'oreille externe sans analogue dans aucune
autre affection; que manque-t-il pour en faire une espèce
distincte? N'a-t-elle pas sa caractéristique, le tophus, et
pouvons-nous désormais la confondre avec le rhumatisme?

Ce que l'observation a établi pour l'acide urique, des recherches semblables peuvent l'établir pour la fibrine ou
tout principe quelconque constitutif du sang, lorsque ce
principe aura été dévié de ses rapports proportionnels. On
comprend aussi facilement que la fibrine en excès dans le
sang (le cas du rhumatisme articulaire aigu) donne lieu à
des coagulations intra-vasculaires, à des athéromes valvu-
laires, qu'on explique la formation du tophus par le dépôt
de cristaux uratés qui n'ont pu franchir jusqu'aux capillaires veineux. N'est-ce point le même mécanisme qui déve-
loppera l'ictère en transportant la matière colorante de la
bile jusqu'aux capillaires de la peau, après l'oblitération du
canal cholédoque? L'analogie pourrait se poursuivre à

propos de l'œdème, de l'anasarque consécutifs aux anémies.

Quels sont les rapports de ressemblance et de différence que l'on peut établir entre les accès de la goutte régulière et du rhumatisme articulaire aigu? Cette recherche n'a pour but que de reprendre la confusion de l'arthritisme et d'en poursuivre la distinction théorique formulée par Prunelle. Bien évidemment, nous nous bornerons à des aperçus sommaires.

L'hérédité entre manifestement dans les conditions étiologiques du rhumatisme articulaire aigu; mais cette prédisposition sera toute virtuelle, toute latente, jusqu'à ce qu'une cause externe, la réfrigération ou un traumatisme, détermine la maladie.

Dans la goutte, cette même cause, l'hérédité, aura la force de produire la manifestation morbide sans qu'une cause occasionnelle intervienne nécessairement. Ce qui fait du rhumatisme articulaire une affection générale et non une arthrite simple ou multiple, c'est qu'il débute *à frigore* d'une réaction fébrile; c'est plus tard que tout un système de tissus analogues, les séreuses synoviales et artérielles, sont envahis par l'inflammation. La tuméfaction douloureuse des articles est consécutive, ce n'est point le phénomène initial, l'acte morbide apparaissant d'emblée.

Dans ce processus, nous voyons une ressemblance avec celui de l'accès de goutte; mais tandis que ce dernier se développe sous l'influence de déviations nutritives, la fièvre rhumatismale provient du dehors et non du dedans. D'ailleurs, cette évolution n'est-elle pas commune à la plupart des maladies générales, et, sans trop forcer la comparaison, ne peut-on pas faire le rapprochement du rhumatisme articulaire aigu et de la goutte avec les fièvres éruptives en tant que marche pour élaborer leur principe morbifique?

La localisation ou le siége serait en apparence un rapport

de similitude, mais nous renvoyons à l'analyse développée avec tant de soin dans l'ouvrage de M. Charcot pour trancher les différences. Le siége des altérations est complétement distinct pour quiconque admet l'importance de l'histologie en semblable débat.

Nous avons vu que le produit de la tension goutteuse se condense dans l'urate de soude éliminé après l'accès autour d'une région déterminée, le gros orteil; dans le rhumatisme articulaire aigu, nous n'apercevons point d'excrétion semblable. Quelle est donc la lésion terminale pathognomonique de cette hémie?

Elle consiste dans la coagulation du principe fibrineux qui surcharge le sang.

La proportion de 3 millièmes, son chiffre normal, s'élève jusqu'à 8, 9. En circulant sur la séreuse artérielle, le sang ainsi modifié glissera encore sans obstacle ; mais il n'en sera plus de même dans le point de son parcours où se rencontrent les fibrilles tendineuses des valvules. A ce niveau, il se produira un phénomène analogue à celui du battage qu'on emploie pour défribiner le sang et la coagulation formera l'athérome.

La loi de coïncidence de l'endocardite avec le rhumatisme articulaire aigu est assurément la plus importante des découvertes pathologiques modernes ; elle consacre la gloire de M. Bouillaud. Ce fait d'observation, ne pouvons-nous pas l'interpréter dans le mécanisme des altérations du cœur? Au début, la lésion consiste dans des dépôts séro-fibrineux et non dans des végétations sur divers points de l'endocarde, la coagulation du liquide à la surface de cette membrane n'est point dans ce cas un produit de sécrétion ; les déformations ultérieures des orifices cardiaques seront la conséquence des modifications anatomiques survenues dans les cavités.

Si nous cherchions une caractéristique de lésion pour le rhumatisme articulaire aigu, nous adopterions volontiers l'athérome comme équivalent du tophus pour la goutte.

Dans son *Traité de pathologie interne*, Monneret, renonçant·à la définition du rhumatisme, fait une description de ses actes morbides et réunit dans une même espèce nosologique la forme aiguë et chronique. De même que Trousseau, il considère le rhumatisme articulaire aigu comme une pyrexie avec détermination sur les jointures, sur les membranes de l'endocarde et du péricarde, des plèvres des méninges; puis, sur les tissus aponévrotiques des muscles de la vie végétative et de la vie de relation, sur les gaînes des nerfs et le tissu conjonctif. Ce sont bien les caractères d'une maladie *totius substantiæ*.

Nous n'avons pas à discuter les divergences des auteurs sur ce sujet. Notre tâche est de distinguer la goutte du rhumatisme.

Les complications de ces deux maladies offrent plus d'un rapprochement : examinons la circonstance où l'évolution morbide cesse d'être régulière et produit la métastase chez le rhumatisant, ou chez le goutteux la goutte remontée, rétrocédée, viscérale. Pas mieux dans un cas que dans l'autre, on n'a pu saisir ni démontrer la propagation directe de l'inflammation d'un article à un viscère ; force est bien de subordonner ces transpositions à une sorte d'ataxie ou d'adynamie. En effet, la pyrexie n'a pas accompli son cycle, elle n'a pu formuler sa lésion. Nous nous trouvons dans les conditions de la fièvre intermittente, dont le type est de parcourir rigoureusement ses trois stades et de résoudre par la sueur la chaleur réactionnelle du frisson. Dans l'accès pernicieux, où cet ordre est interverti, nous savons quelles conséquences graves menacent la terminaison. Ainsi, dans la goutte et le rhumatisme, quand la localisation n'est pas en rapport dans ses phénomènes de douleur, de gonflement articulaire avec la fréquence et la tension du pouls, la métastase est à craindre.

Les alcalins, l'ammoniaque, les carbonates de soude, de

potasse ont été alternativement préconisés dans le traitement des maladies rhumatismale et goutteuse. En Angleterre, Churchill conseille, dès le début et pendant toute l'évolution inflammatoire du rhumatisme, le carbonate de soude à dose assez élevée : 8, 10, 14 grammes par jour ; cette méthode nous semble devoir être préférée à celle des évacuations sanguines, dont la répétition favorise les tendances anémiques propres à la pyrexie rhumatismale.

En 1851, le docteur Nicolas publiait une brochure *sur l'utilité des alcalins et des eaux de Vichy en particulier contre certaines affections organiques du cœur*. Plusieurs observations cliniques tendraient à mériter faveur à cette application thérapeutique.

Si nous avons bien compris la pensée de l'auteur, l'action des alcalins serait fondée sur les propriétés antiplastiques, fluidifiantes de la potasse, de la soude et des sels composés avec ces bases, et leur effet consécutif serait de désagréger un caillot sanguin, comme il est de résoudre un engorgement mésentérique d'une nature simple.

Évidemment les alcalins seront sans action directe sur le tissu fibroïde d'un myôme utérin, de la cirrhose, des plaques ostéo-cartilagineuses, des artères, etc. Mais les néoplasies, telles qu'un coagulum récent de fibrine, offriront peu de résistance à la dissociation de leurs éléments.

Ce fait de physiologie pathologique, la diffluence intravasculaire d'un caillot obtenu par l'emploi des eaux de Vichy, fixe donc l'attention et engage à poursuivre l'expérience.

Dans plusieurs observations, pendant la réparation du rhumatisme articulaire, M. Nicolas constate que les bruits révélateurs des lésions cardiaques disparaissent les premiers. Une remarque ingénieuse en fournirait l'explication, d'après lui, par les fonctions même du cœur ; tout le médicament, par quelque voie qu'il soit absorbé, est mis en rapport avec cet organe, en suivant le torrent circulatoire, tandis que les autres tissus, pris individuellement, ne reçoivent de cette influence qu'une part proportionnée à leur circulation particulière. En d'autres termes, les phénomènes de contact du médicament dans la grande circulation et dans les cavités du cœur auront une étendue plus grande, plus immédiate que dans le système capillaire.

L'étude expérimentale des dissolvants alcalins, par sir Henry Thompson, professeur à l'University College Hospital, tend à modifier les idées ayant cours à l'endroit du bicarbonate de soude.

En 1863, pendant son passage à Vichy, il nous exposait ses recherches, remontant à 1854. Comme pouvoir dissolvant, il établissait l'infériorité des sels à base de soude par rapport aux sels de potasse.

Dans une clinique récente, relatée dans la *Gazette hebdomadaire*, 2 mai, il développe ses conclusions. D'après le docteur Roberts, de Manchester, le carbonate de potasse serait bien supérieur à la soude et plus efficace aussi que la lithine comme lithontriptique. Il s'agit de la dissolution exclusive des petits calculs uriques.

Ce que nous voulons retenir de ce travail, c'est l'affirmation suivante :

« La valeur de ce traitement est grande, non lorsque la « pierre est déjà toute formée dans la vessie, mais bien « dans le premier stade de la maladie, lorsque le calcul est « en voie de formation dans les reins. »

Ce rapprochement nous est suggéré par la similitude d'indication pour dissoudre une néoplasie séro-fibrineuse ; c'est à l'état naissant que nous pouvons prétendre la détruire.

La clinique tend plus à confondre qu'à distinguer entre elles les nombreuses variétés du rhumatisme chronique· Un examen approfondi des lésions locales pouvait seul déterminer les différentes espèces.

Cette histologie pathologique est traitée dans les leçons

cliniques de M. Charcot ; les détails en sont trop précis pour
que les points essentiels ressortent dans une analyse abré-
gée. Nous en référons donc au livre, en laissant au lecteur
la recherche des arguments. Nous reproduisons les propositions principales :

1° Le *rhumatic-gout*, de Fuller, le *rheumatoïd arthritis*,
de Garrod, le *rhumatisme noueux*, des auteurs, le *rhumatisme articulaire chronique progressif*, de M. Charcot,
constitue la forme la plus grave. Ses altérations locales
sont celles de l'arthrite sèche, qui donne lieu à de pénibles
infirmités. Les affections viscérales se rapprochent de celles
du rhumatisme aigu.

2° Le *rhumatisme articulaire chronique partiel* présente
des lésions plus avancées, dont le type extrême serait le
morbus coxæ senilis.

Les corps étrangers se développent dans les jointures,
rares sont les retentissements sur les cavités splanchniques.

3° Les *nodosités d'Heberden* sont la forme le plus souvent identifiée avec les tophus goutteux. M. Charcot s'élève
de toute sa conviction contre cette assimilation nosogra-
phique. C'est, des variétés, la plus bénigne.

En résumé, par l'étude des lésions articulaires, par les
caractères généraux de la maladie, des lésions viscérales, cet auteur réunit dans une même espèce nosologique
le rhumatisme aigu chronique et subaigu, en reconnaissant
les diversités de forme. Il croit avoir suffisamment démontré, quant à la goutte, qu'on ne pourrait la confondre et que,
dans l'arthritis, elle forme une branche distincte.

Si nous avons donné quelques développements à cette
séparation de la goutte et du rhumatisme, cela tient à ce
que le milieu de traitement où nous rencontrons ces maladies nous offre sans cesse le problème à résoudre. Au surplus, tout ce qui a trait à la goutte n'est pas hors de propos
dans une station thermale, où la question a été si contra-

dictoirement débattue entre Prunelle et Petit, à l'occasion de la doctrine chimique instituée par ce dernier.

Monneret dit, page 293 de son *Traité de pathologie :* « Nous avons soigneusement distingué les maladies des « affections. Les unes sont des états morbides locaux, les « autres des états morbides généraux de l'organisme. Les « maladies, états locaux, sont ou diathésiques, c'est-à-dire « des déterminations de diathèses, ou purement acciden- « telles et produites par des causes appréciables ou incon- « nues encore.

« Les maladies locales, d'origine diathésique, ressem- « blent tout à fait aux maladies communes. Rien ne dis- « tingue une maladie *spécifique*, par exemple, d'une maladie « locale développée sous l'influence de causes communes « ou ordinaires. Une arthrite rhumatismale ou goutteuse, « une arthrite consécutive à l'usage du copahu ou liée au « virus blennorrhagique, sont des arthrites *spécifiques*, non « par l'acte morbide considéré en lui-même, mais par sa « cause, par quelque chose de *surajouté*, pour nous servir « de l'expression si juste de Hunter. »

Reculer les bornes de la spécificité n'est pas un progrès de mince importance ; faire rentrer dans la loi commune un plus grand nombre de phénomènes, témoigne d'une plus riche observation et consacre la méthode du doute métho- dique dans l'étude pathogénique des maladies.

RÉSUMÉ

Les annotations dont nous avons fait suivre le rapport de Prunelle ne contiennent pas d'observations relatives à l'emploi de la source Lucas. La raison en est simple : l'eau de cette source est mélangée pour le service général des bains à celle de la Grande-Grille , du puits Quarré, du puits Chomel ; isolément on n'en dispose point.

Nous avons à déterminer fréquemment l'usage de cette eau en boisson ; mais les résultats se perdent dans la pratique commune.

Aussi, malgré l'époque reculée où il a été conçu, le travail de Prunelle garde-t-il toute sa valeur originale.

Il appartenait à un esprit aussi pénétrant de mettre en relief cette combinaison insolite d'une eau alcaline forte avec une petite quantité de soufre. En analysant les propriétés spéciales que cette association de principes vaut à la source Lucas, l'auteur du mémoire s'attache à démontrer que les eaux de Vichy constituent un médicament composé dont aucun élément salin ou volatil ne doit être distrait ; la différence de temperature et de principes minéralisateurs, tels que le soufre et le fer, dans les diverses sources, proportionne le médicament à l'impressionnabilité des organes.

Il ne procède point par hypothèse en accordant une importance capitale à la source la plus minéralisée parmi ses congénères de Vichy, et dont Desbrets avait indiqué la préférence lorsque l'on avait de grandes maladies à combattre. Ses recherches sont guidées par la croyance populaire qui désignait les sources Lucas et des Acacias sous le nom traditionnel de *Sources des Galeux*.

Ses observations à l'appui sont tirées de deux ordres : les unes, des manifestations cutanées, reconnaissant une origine dyscrasique ; les autres, de lésions plus spécialement inhérentes à la peau.

Dans la première série, à propos de la Mentagre n° 19, Prunelle exprime nettement sa façon d'interpréter toute une catégorie de maladies cutanées :

Dire qu'une affection de ce genre se forme dans le tissu de la peau sans aucune altération primitive du sang, me paraît démenti par l'observation pathologique aussi bien que par l'observation thérapeutique.

Ailleurs, page 37 : Si ces malades avaient eu à guérir plus facilement auprès de quelque source simplement sulfureuse, on les y eût envoyés. Ils sont venus à Vichy, parce qu'il s'agissait bien moins d'une affection cutanée, proprement dite, que d'une dyscrasie des organes abdominaux, de laquelle dépendait l'affection cutanée.

Les cinq cas d'éléphantiasis, dont trois sont considérés comme guéris, fournissent de sérieux arguments à l'action sulfureuse de Lucas, puisqu'il est reconnu que le soufre est nécessaire à la modification des tissus sclérosés.

Entreprise dans le sens d'un plaidoyer, cette étude reste dans une mesure parfaite d'analyse clinique. Elle doit engager les médecins de Vichy à suivre cet exemple et à répéter les applications thérapeutiques à l'aide de la source Lucas.

APPENDICE

Les conditions tardives de cette publication provoquent plus d'une réflexion. On se demande où l'on pourrait parcourir la bibliographie médicale ou historique des eaux minérales. Elle n'est point réunie, et ses éléments sont relégués sinon perdus dans les cartons des ministères.Désirant combler certaines lacunes de chiffres oubliés dans le manuscrit de Prunelle, nous nous sommes assuré que sa copie existe. Sans doute, il n'incombe pas à l'État de mettre au jour des extraits choisis parmi les rapports qui s'entassent dans ses bureaux; mais il devrait au moins faciliter les recherches de ces documents.

L'envoi de quelques pièces à l'Académie de médecine n'aboutit pas mieux à leur classement, en vue de l'utilisation possible.

Depuis longues années, on a sollicité des rapports officiels de la part des inspecteurs, on a fait prendre l'uniforme à leurs comptes rendus et le résultat est des plus négatifs : il n'en reparaît rien, pas même les éléments d'une statistique.

Aussi l'Académie, dans ses récentes discussions, a-t-elle compris qu'il fallait abroger cette forme stérile du rapport et la remplacer par un mémoire facultatif qui livrerait carrière à l'esprit original.

Émettre le vœu que des archives soient fondées pour recueillir les travaux épars, témoignerait d'une tendance à la bonne décentralisation. Quoi de plus réalisable dans les stations hydrominérales importantes, où fonctionne toute l'année un service administratif ?

Vous avez à votre disposition un commissaire du gouvernement auprès des sources appartenant à l'État. Confiez-lui le soin de rassembler à loisir les recueils spéciaux afférant à sa résidence thermale. Encouragez ses efforts et vous composerez des collections précieuses.

A défaut de cette organisation facile, l'initiative privée tirerait grand honneur de cette mission remplie. De la part d'une localité fréquentée par les gens de tout pays, ce serait une hospitalité offerte à la curiosité, un aliment donné à la récréation.

Chez celui que préoccupent les choses de l'esprit, que captivent les chroniques, ne fût-il qu'un sur mille, vous provoqueriez peut-être des contributions à votre œuvre. Tout service rendu stimule un échange, et qui se refuserait à prévoir que des bibliothèques pourraient s'alimenter avec les souvenirs de quiconque, ayant fait un livre, l'abriterait volontiers dans ce rendez-vous cosmopolite ?

Les stations minérales ont charge de l'emploi du temps aux lourdes ailes pour le podagre et le patient qu'attriste sa maladie chronique. A Carlsbad, nous avons trouvé un exemple de distraction bienfaisante proposée aux buveurs. Le long de la Tèple, l'espace d'un demi-kilomètre, se dressent en double rangée des plaques sur lesquelles sont célébrées en toutes langues les vertus des sources. En 1852, un poëte breton, le vicomte de Kermainguy, a inscrit sur un rocher son invocation au Sprudel, dans laquelle il exprime tout le bien que lui fit Carlsbad et celui qu'il en attendait encore.

<hr>

CLICHY. — Imprimerie Paul Dupont, rue du Bac-d'Asnières, 12.

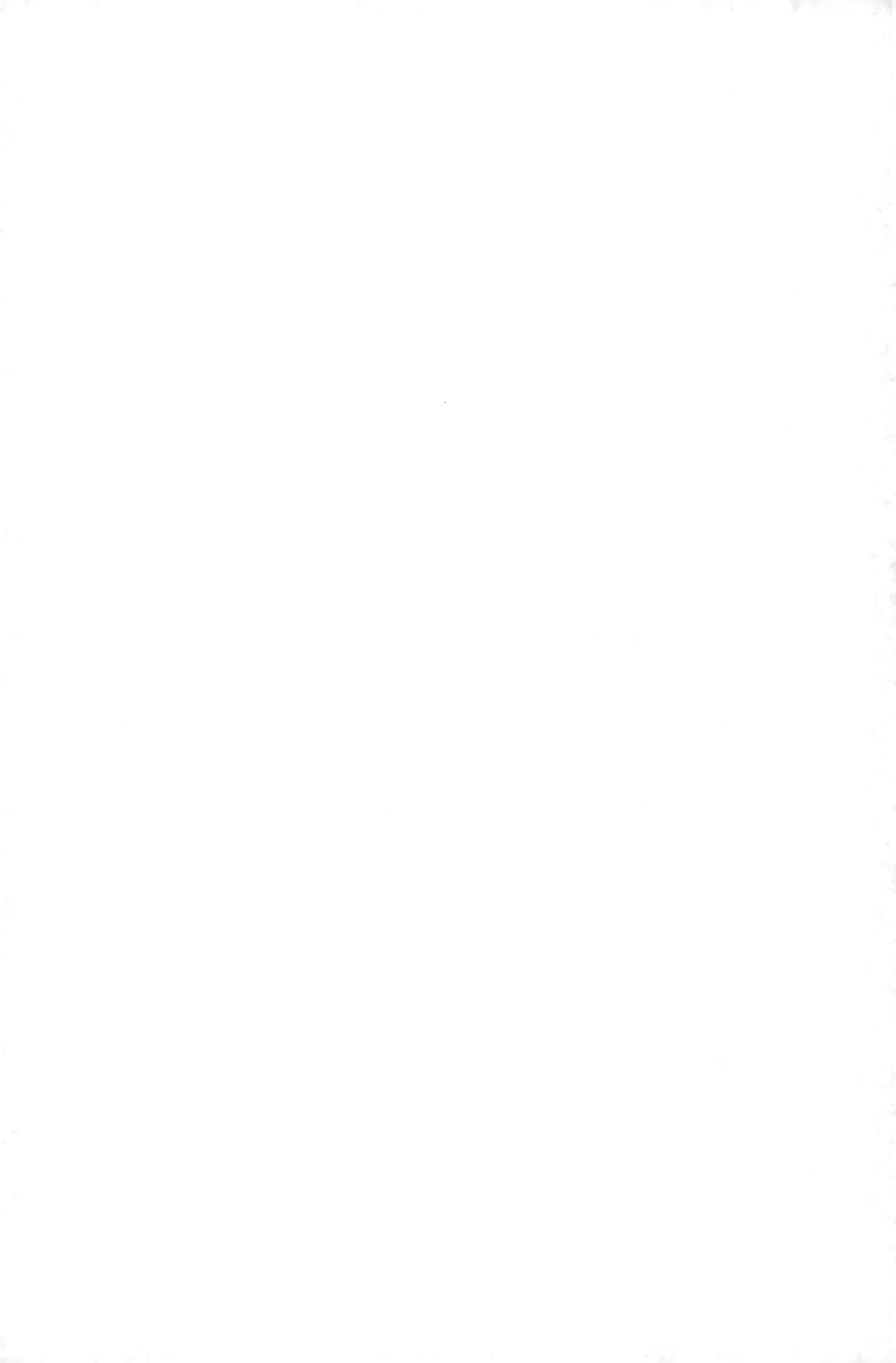